全国医学高职高专实验教材

（供临床、护理、口腔、药学、检验、影像、康复医学类专业使用）

机能实验学实验指导

JI NENG SHI YAN XUE SHI YAN ZHI DAO

主　编　康红钰　张志国

主　审　王福青　崔明辰

副主编　刘春杰　王雁梅　李德恒　赵四敏

编　委　（以姓氏笔画为序）

于伟凡　王雁梅　王　萍　王兴红

毛　讯　刘春杰　李德恒　李超彦

张志国　胡中孝　赵四敏　岳鹤声

郑亚萍　康红钰

中国医药科技出版社

内 容 提 要

    本书以培养学生的基本操作和技能为出发点,以提高学生独立操作和初步培养学生科学实验研究为目的,整合了机能学实验的基本知识、基本技能、常用仪器设备及器械的正确使用方法、常用医学实验动物的基本知识、基础性实验、常用动物疾病模型的复制、机能学综合性实验、病例讨论等,并初步探索机能学部分综合实验与形态学实验,是一本内容丰富、知识系统、比较实用的医学机能学实验教材,适合于临床医学类专业教学使用。

图书在版编目(CIP)数据

机能实验学实验指导/康红钰,张志国主编 . —北京:中国医药科技出版社,2011.9
全国医学高职高专实验教材
ISBN 978 – 7 – 5067 – 5136 – 0

Ⅰ.①机…　Ⅱ.①康…②张…　Ⅲ.①实验医学 – 高等职业教育 – 教材
Ⅳ.①R – 33

中国版本图书馆 CIP 数据核字(2011)第 167544 号

美术编辑　陈君杞
版式设计　郭小平

出版　中国医药科技出版社
地址　北京市海淀区文慧园北路甲 22 号
邮编　100082
电话　发行:010 – 62227427　邮购:010 – 62236938
网址　www. cmstp. com
规格　787 × 1092mm ¹⁄₁₆
印张　12¼
字数　260 千字
版次　2011 年 9 月第 1 版
印次　2017 年 8 月第 10 次印刷
印刷　航远印刷有限公司
经销　全国各地新华书店
书号　ISBN 978 – 7 – 5067 – 5136 – 0
定价　25.00 元

《全国医学高职高专实验教材》

编审委员会

前 言
preface

实验教学是培养创造型人才的重要环节，高职高专以"培养高技能、应用性人才"为目标。其突出特点是以技术应用为核心，以职业岗位能力为本位，特别突出对学生实践能力的培养。为了适应医学专业教学培养目标的需要，既与理论教学密切结合，又不依附于理论教学，重在培养学生实践能力和创新精神的新模式的基础医学实验教学改革势在必行。

机能实验学是将机能学科（包括生理学、药理学、病理生理学）的实验教学内容进行了有机的结合，打破了传统的学科界限，将一个系统的生理学、病理生理学、药理学的分段实验教学内容有机地结合起来，形成包括该系统生理学特征，病理生理学改变，药物治疗系统化、整体化的综合实验。我们组织了有丰富实验教学经验的教师，结合我校实际，完成了本书编写。本书保证了基本实验技能训练和基础实验，减少了单纯验证性实验，增加了综合性病例讨论、处方分析、社会实践，以训练基本实验技能为基础，以系统综合实验为核心，以学生对病例的分析为重要考核内容，培养学生正确的临床思维能力。

本书以培养学生的基本操作和技能为出发点，以提高学生独立操作和初步培养学生科学实验研究为目的，同时也考虑到目前实验室体制改变后的可操作性，将原有的实验教学内容进行分类归纳、精选重组、优化融合。本书包含了机能学实验的基本知识、基本技能、常用仪器设备及器械的正确使用方法、常用医学实验动物的基本知识、基础性实验、常用动物疾病模型的复制、机能学综合性实验、病例讨论等内容，并初步探索将机能学部分综合实验与形态学实验进行整合，使之成为一本内容丰富、知识系统、比较实用的医学机能学实验教材，适合于临床医学类专业教学使用。

由于机能实验教学改革还处于探索阶段，编写这样的改革教材尚无经验可循，受编写时间、经验和学术水平所限，疏漏、不当之处在所难免，恳请同行专家和同学们提出批评指正。

编　者
2011 年 3 月

目 录
contents

第一章　机能实验学总论

第一节　绪　　论

机能实验学是将机能学科（包括生理学、药理学、病理生理学）的实验教学内容进行了有机的融合，打破了传统的学科界限。以培养学生的基本操作和基本技能为出发点，以提高学生独立操作能力、培养学生对科学实验研究的初步了解为目的，同时也考虑到实验室可操作性，将原有的实验教学内容进行了归纳、分类、精选重组和优化融合。本书包含了机能学实验的基本知识、基本技能、常用仪器设备及器械的正确使用方法、机能学常用医学实验动物的基本知识、常用动物疾病模型的复制、机能学基础性实验、机能学综合性实验、实验设计的基本方法，病案分析等，内容丰富、知识系统、实用性强，对培养学生的基本操作和基本技能及实际动手能力均有一定的帮助，适合于医学相关专业教学使用。

一、机能学实验的目的

机能实验学是在保留了部分经典的电生理、人体生理和药理实验的基础上，将生理学、药理学、病理生理学的部分实验有机地融合在一起，使学生通过实验，不仅掌握基本的操作技术，而且通过各种病理动物实验模型的制备、药物及其他方法的救治等，将生理、药理、病理生理知识融会贯通，树立医学生的整体思维观念，更加贴近未来医学相关职业。培养学生的团结协作能力、自学能力、独立思考、独立工作、解决实际问题及逻辑思维的能力；培养学生对科学工作的兴趣和实事求是的、严谨的科学态度；通过学习与实践操作，加深学生对有关课程理论知识的理解，为后续课程及从事临床工作奠定基础。

二、机能学实验的要求

根据机能学实验的特点，为了达到以上目的，必须做到以下几点。

1. 实验前

（1）要认真仔细地阅读《机能实验学》相关内容，复习与当次实验有关的（药理学、生理学、病理生理学等）理论知识，理解实验原理。对于使用的仪器设备要了解其基本结构和功能、操作方法和使用注意事项。

（2）根据所学理论知识推测可能出现的实验结果。

（3）根据观察指标，设计记录实验数据的表格。

2. 实验时

（1）遵守实验室守则。

（2）首先要清点所用器材和药品，准确计算给药剂量。

（3）严格按操作程序进行。实验分小组进行，每次实验前做好明确分工，同时要密切配合，使实验时能各尽其责。

（4）不得进行与实验无关的活动，遇到问题应及时向老师报告。

（5）注意爱护动物和标本，节约实验材料和药品。

（6）认真、仔细、耐心地观察实验过程中出现的现象，并随时客观地做好原始记录，避免发生错误或遗漏，切忌瞎编滥造实验结果。

3. 实验后

（1）将实验用具整理就绪，所用器材擦洗干净。按实验前的布置整理安放好，清点完毕后交还准备室老师。

（2）将死亡动物及存活动物分开盛放，并送回指定场所。

（3）值日同学要做好实验室清洁卫生工作，关好门、窗、水、电，经检查合格后方能离开实验室。

（4）认真整理实验记录、书写实验报告，按时上交指导老师批阅。

三、实验结果的整理和实验报告的书写

（一）实验结果的处理

学生在实验过程中通过科学方法将所观察、检测及计算出的实验结果，进行分析、统计和整理，转变为可定性、定量的数据和图表，以便研究其所获得的各种变化的规律。

在所得实验结果中，凡属于可以定量检测的资料，如长短、高低、快慢、轻重等，均应以正确的单位和数值定量。在可以记录到曲线的实验项目中，应尽量采用曲线来表示实验结果，在曲线上应标注说明；有些实验结果可采用表格和绘图说明。制表格时应采用三线表，可将观察的项目列在表内左侧，右侧按顺序填写各项结果变化数值，亦可简要说明；绘图时，以横轴表示各种刺激条件，纵轴表示所发生的各种反应，坐标轴要有适当注解，包括剂量单位、药物浓度。选择大小适宜的标度以便作图，根据图的大小确定坐标的长短。绘制经过各点的曲线或折线要光滑。如果不是连续性变化，也可用直方图表示，图下注明实验条件，实验名称等。需作统计学处理的实验数据，应按卫生统计学中所规定的统计学方法进行处理后，才能对实验结果进行分析、评价。

（二）实验报告的书写

实验报告是学生完成实验后，对实验工作总结分析的文字性材料，对以后科技论文的书写及科学研究工作奠定基础。实验报告大致包括以下内容。

一般项目：包括实验项目、实验者姓名、班级、组别、实验日期、实验条件等。

1. 实验目的　要求清楚、简洁，主要说明为什么要做这个实验及做该实验的意义。

2. 实验材料　包括实验动物，药品试剂，实验器材等。介绍临床病例时应写明与病例相关的重要项目。

3. 实验方法　要简明、扼要、清晰，简要写明主要技术路线、实验方法、实验技

术、观察指标和实验数据的采集方法等。

4. 实验结果 要求详实，是对实验现象的客观描述。表述方式一般有以下三种。

（1）叙述式 用文字将观察到的、与实验目的相关的现象客观地加以描述，需要有时间概念和先后顺序、层次。

（2）表格式 能较为清楚地反映观察内容，有利于相互对比。每一表格应说明一定的中心问题，应有标题和计量单位。

（3）简图式 实验中描记的血压、呼吸等可用曲线图表示，也可取其不同的相点，用直方图表示。

科技论文与实验报告，往往是文字、表格和简图三种形式并用，可以达到最佳的效果。

5. 分析与讨论 是对实验结果的理论分析。主要应包括以下基本内容。

（1）紧扣实验结果设置讨论重点，合理、综合性地运用专业技术知识和理论解释、说明实验结果，防止不切实际的空泛议论和漫无边际的发挥。

（2）重点阐明实验中出现的一般性规律和特殊现象之间的关系。

（3）用实验结果回答所进行实验研究的目的是否已达到。

（4）用实验结果提出进一步研究的依据和必要性。

（5）说明本实验存在的问题或不足以及解决方法。

学生实验主要是第一项。

6. 实验结论 应简洁并符合逻辑，是从实验结果中归纳出的一般的概括性判断，是对实验结果分析与讨论的简要总结，不必罗列具体的实验结果。

附1 机能学实验报告（示例及评分标准）

姓名：×××　班级：×级×年制专业×班　组别：第×组　日期：20 年×月×日

实验题目： 实 验 ×　影响血液凝固的因素

实验目的： 观察某些因素对血液凝固的影响

实验原理： 血液凝固过程受许多因素的影响

实验对象： 家兔

实验用品： 哺乳动物实验手术器械一套、余略

实验步骤：

1. 家兔手术　麻醉、固定、颈总动脉插管取血入以下 6 个试管。

2. 观察各试管血液凝固时间

（1）加棉花少许。

（2）用石蜡油润滑试管表面。

（3）保温于 37℃水浴槽中。

（4）放置于冰浴槽中。

（5）加肝素 8 单位（加血后摇匀）。

（6）加草酸钾 1～2mg（加血后摇匀）。

评分标准： 以上部分共计 0.5 分，可简写。

如缺项计 0.0 分。

实验结果：

试管（1）加棉花——3 分钟凝固。

试管（2）用石蜡油——10 分钟凝固。

试管（3）保温于 37℃——5 分钟凝固。

试管（4）放置于冰浴——20 分钟凝固。

试管（5）加肝素——不凝固。

试管（6）加草酸钾——不凝固。

评分标准：本部分共计 2.0 分。

结果全，项目参数（例如刺激时间等）全，描述客观计 2.0 分。

结果不全，项目参数全，描述客观计 1.5 分。

项目参数不全，描述客观计 1.0 分。

结果缺项较多，项目参数不全，不客观计 0.5 分。

实验失败，但小组成员能集体认真分析，找出失败原因计 0.5 分。

实验失败无结果 0.0 分。

讨论：

试管（1）加棉花比试管（3）凝固快是因为棉花提供了一个粗糙面，凝血因子启动快，血液凝固加速。

试管（2）用石蜡油比试管（3）凝固慢是因为石蜡油光滑，凝血因子启动慢，血液凝固减慢。

试管（3）保温于 37℃是正常人体的体温，凝血酶的活性较高，血液不流动，血液凝固正常。而在正常人体内血液处于流动状态，不易凝固。

试管（4）放置于冰浴比试管（3）凝固慢是因为在 0℃ 时，凝血酶活性下降，血液凝固极度减慢。

试管（5）加肝素血液不凝固是因为肝素增强了抗凝血酶Ⅲ的活性 200 倍。凝血酶无法起作用，血液无法凝固。

试管（6）加草酸钾血液不凝固是因为草酸钾沉淀了血液中的钙离子，凝血酶无法激活，血液也就无法凝固。

评分标准：本部分共计 2.0 分。

结合全部实验结果，使用正确理论知识，围绕实验目的分析计 2.0 分。

结合部分实验结果，使用正确理论知识，围绕实验目的分析计 1.5 分。

不结合实验结果，使用正确理论知识，围绕实验目的分析计 1.0 分。

不结合实验结果，使用正确理论知识，不围绕实验目的分析计 0.5 分。

不讨论或使用错误理论知识计 0.0 分。

结论： 正常人体温度、接触面粗糙可以促进血液凝固；低温、接触面光滑可以减慢血液凝固。肝素和草酸盐可以抗凝。（或：多种因素影响血液凝固过程。）

评分标准：本部分共计 0.5 分，要简洁明了。

无结论或结论与讨论与实验目的无关计 0.0 分。

（李德恒　康红钰）

第二节　机能学实验常用的仪器、设备与器械

一、计算机生物信号记录系统

生物信号可反映生物体的生命活动状态，因此，生物信号的采集与处理是生物科

学研究的重要手段之一。生物信号的表现形式具有多样性。如：既有物理的声、光、电、力等类的变化，又有化学的浓度、气体分压、pH 等的变化，其特点是信号微弱、干扰因素多等等。这些特征对于生物信号的采集与处理的研究及运用十分重要。

传统的生物信号采集与处理系统是由功能不同的电子仪器及手工测量工具组合而成，如：由前置放大器、示波器、记录仪、计算器等构成。由于近年微型计算机的广泛应用，以及计算机生物信号采集和处理软件的开发，使得经过放大的生物电信号输入计算机进行观察、测量、处理和储存成为现实，而且更为方便、精确。因此，传统的生物信号采集与处理系统逐渐被以计算机和相应软件为采集处理核心的数字化系统所取代。

数字化生物信号采集与处理系统与传统的生物信号采集系统相比，对生物信号的记录和分析的准确性、实时性、可靠性有了很大的提高。而且更多的参数可以灵活设置，并方便随时改变，使采集的数据能够共享和进行复杂的多维处理，从而大大提高了系统的性能和实验质量，简化实验过程。

一个完整的生物信号采集与处理系统一般包括：生物信号的引导、放大、采集、记录与处理四个部分。如图 1 - 1 所示。

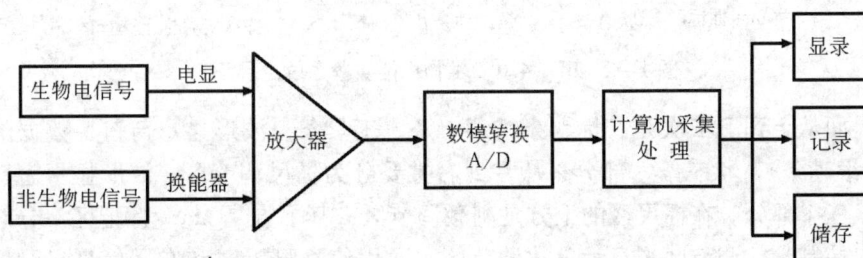

图 1 - 1 生物信号采集与处理系统示意图

生物电信号通过电极、非电生物信号通过传感器的引导，输入到前置放大器，放大的生物信号通过 A/D 转换，即将模拟信号（analog signal）转换成计算机能接受的数字信号（digital signal）采集至计算机，通过计算机的处理、显示、分析、记录并存储所获得生物信号。

本节主要介绍国内应用较为广泛的 BL - 420F 生物机能实验系统和 MS4000U - 1 生物信号定量记录分析系统的一般操作。详细操作可在使用过程中，随时打开主界面中菜单条的帮助菜单，其中，对各种操作有详细的描述。

（一）BL - 420 F 生物机能实验系统

BL - 420F 生物机能实验系统是具有多路生物信号采集、显示、记录与处理功能的机能实验系统。该系统由计算机、BL - 420 F 系统硬件和 BL - New Century 系统软件三部分组成。具有血压、呼吸、张力、生物电（心电，肌电，脑电等）等多种生物信号的采集、显示、记录、处理等能力。除此之外，该系统还具有电子刺激器的多种功能，是机能实验教学的主要仪器设备。

1. 系统安装 分为硬件安装与软件安装两部分，系统安装一般是由供应商的工程技术人员或实验室的专业技术人员完成的。

2. 系统操作 打开计算机进入 Windows 操作系统桌面，双击 BL - 420 F 系统快捷启动图标，即进入 BL – New Century 系统软件主界面。

（1）系统主界面功能简介　BL – 420 F 生物机能实验系统主界面如图 1 – 2 所示。

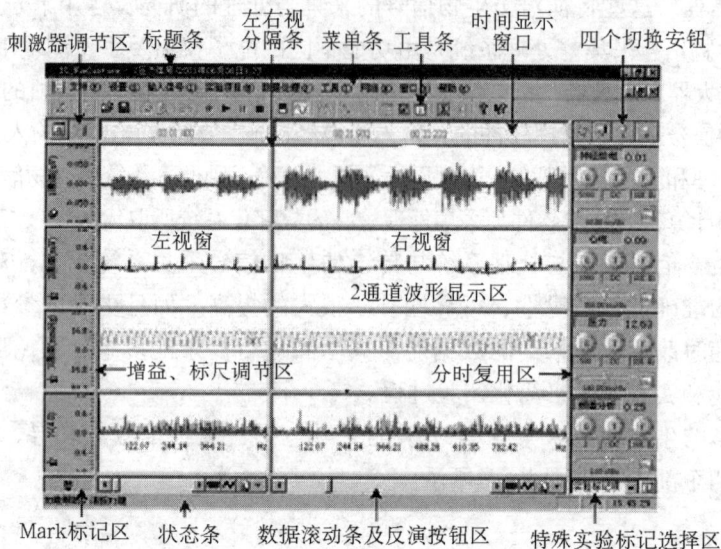

图 1 – 2　BL – 420 F 生物机能实验系统主界面

主界面从上到下依次是：标题条、菜单条、工具条、波形显示窗口、数据滚动条（含反演滚动条）、状态条六部分；从左到右主要分为标尺调节区、波形显示窗口和分时复用区三个部分。在标尺区的上方是刺激调节区，其下方是 Mark 标记区。分时复用区包括：控制参数调节区、显示参数调节区、通用信息显示区和专用信息显示区，它们分时占用屏幕右边相同的一块显示区，可以通过分时复用区顶端的四个切换按钮在这四个不同用途的区域进行切换。分时复用区下方是特殊实验标记选择区。各部分功能如下。

标题条：显示 BL – New Century 软件的名称以及实验标题等信息。

菜单条：显示所有的顶层菜单项。共有 8 个顶层菜单项，可以选择其中的某一菜单项以弹出其子菜单。最底层的菜单项代表一条命令。

工具条：共有 21 个工具条命令，是一些最常用命令的图形表示集合，它们使常用命令的使用变得方便与直观。

刺激器调节区：如何使用系统的内置刺激器在某些实验中，需要电刺激，须启用系统的内置刺激器。刺激器调节区位于 BL – 420 F 软件主界面左上角，在工具条的下方，其内部包含两个与刺激器调节相关的按钮，分别是"打开刺激器调节对话框按钮"和"启动刺激器按钮"。打开刺激器调节对话框按钮用于打开或关闭刺激器调节对话框，当刺激器调节对话框处于关闭状态时，单击该按钮，可以打开对话框；反之，则关闭已经打开的对话框。选择的刺激方式为连续刺激，那么单击该按钮，BL – 420 F 生物机能实验系统将不停地连续发出刺激，直到再一次按下这个按钮时才会停止连续刺激。启动刺激器按钮用于启动或停止刺激，如果选择的刺激方式为单刺激、双刺激或串刺激，那么每单击该按钮一次，BL – 420 F 生物机能实验系统将发出一次（单或双或串）刺激；如果停止刺激器按钮，其状态为按下状态。

左、右视分隔条：用于分隔左、右视，也是调节左、右视大小的调节器。左、右视面积之和相等。

时间显示窗口：显示记录数据的时间（数据记录和反演时）。

切换按钮：用于在四个分时复用区中进行切换。

增益、标尺调节区：在实时实验过程中调节硬件增益，在数据反演时调节软件放大倍数，以及选择标尺单位及调节标尺基线位置。参数调节系统初始参数的设置是在基本的生理理论基础以及大量的生理实验基础上获得的，基本上能够满足实验者完成相应实验的要求，但是由于实验生物机体本身存在的个体差异，使 BL－420 F 软件设置的初始实验参数可能并不能完全满足实验者的要求，比如，在做神经放电类实验时，软件自动将实验通道的初始增益设置为 5000 倍，如果用于实验的神经标本放电较强，增益在 2000 倍时即可看到很好的神经放电波形；而如果神经标本的放电很弱，那么，可能需要将实验通道的增益调节到 20 000 倍或以上时方能看到神经放电波形。为了让实验者能够获得最佳的实验效果，在实验过程中仍然可以调节各个实验通道的实验参数，如增益（上面有一个字母 G）、时间常数（上面有一个字母 T）、滤波（上面有一个字母 F）、扫描速度等参数，这些控制按钮都在 BL－420 F 软件主界面右边的参数控制区中。

波形显示窗口：显示生物信号的原始波形或数据处理后的波形，每一个显示窗口对应一个实验采样通道。

显示通道之间的分隔条：用于分隔不同的波形显示通道，也是调节波形显示通道高度的调节器。

分时复用区：包含硬件参数调节区、显示参数调节区以及通用信息区和专用信息区四个分时复用区域。这些区域占据屏幕右边相同的区域。

Mark 标记区：用于存放 Mark 标记和选择 Mark 标记。Mark 标记在光标测量时使用。

状态条：显示当前系统命令的执行状态或一些提示信息。

数据滚动条及反演按钮区：用于实时实验和反演时快速数据查找和定位，同时调节四个通道的扫描速度，并在实时实验中显示简单刺激器调节参数。

特殊实验标记选择区：用于编辑特殊实验标记，选择特殊实验标记，然后将选择的特殊实验标记添加到波形曲线旁边。包括特殊标记选择列表和打开特殊标记编辑对话框按钮。

（2）调零、定标　为了消除生物信号放大器正常范围内的直流零点偏移，在实验开始之前需要调零。

定标是为了确定引入传感器的非电生物信号和该信号通过传感器后换能得到的电压信号之间的一个比值。通过该比值，我们就能计算传感器引入的非电生物信号的真实大小，故实验前同样需要定标。

调零、定标工作一般由实验室技术人员完成。其详细操作步骤可参见菜单条中的"帮助"菜单。

（3）实验参数设置　开机进入主界面后，根据实验要求，通过以下方式之一，设置实验参数并进行实验。①点击菜单条中"文件"菜单下的"打开上次实验配置"命令，计算机自动把实验参数设置成与前次实验完全相同参数；②点击菜单条中"输入信号"菜单，根据实验要求，选择每一通道的信号类型，系统将根据信号类型自动设定实验参数；③点击菜单条中"实验项目"菜单，根据实验要求选择下拉菜单的模块，系统将自动设置该实验所需的各参数，并将自动数据采样，直接进入实验状态。

3. 具体操作步骤

（1）引导电信号及张力、压力等生物非电信号　将电信号引导电极或张力换能器、压力换能器接入相对应的通道。

（2）有四种方法可以启动 BL-420 F 系统进行生物信号采样与显示。

方法一：从 BL-420 F 软件的"输入信号"菜单中为需要采样与显示的通道设定相应的信号种类，然后从工具条中选择"启动波形显示"命令按钮；

方法二：从"实验项目"菜单中选择自己需要的实验项目；

方法三：选择工具条上的"打开上一次实验设置"命令按钮；

方法四：通过 BL-420 F 软件"文件"菜单中的"打开配置"命令启动波形采样。

无论使用哪种方法启动 BL-420 F 生物机能实验系统工作，软件都将根据选择的信号种类或实验项目为每个实验通道设置相应的初始参数，包括实验通道的增益、时间常数、滤波、扫描速度等。

（3）操作实例　兔动脉血压变化的观察：①在 BL-420F 生物机能实验系统的 1 通道上连接好血压传感器，并将该传感器与动脉插管相连；②从"实验项目"菜单中选择"循环实验"项，弹出"循环实验"子菜单；③在"循环实验"子菜单中选择"兔动脉血压的调节"实验模块就可以观察家兔的血压变化。以上的步骤①、②可由下面的两步来代替：一是选择输入信号菜单中的"1 通道"菜单项，在"1 通道"菜单项中选择"压力"子菜单项；二是鼠标单击工具条上的开始按钮。

减压神经放电的观察：①在 1 通道的输入接口上连接生物电引导电极，并且用引导电极的神经钩钩住兔颈部一侧的减压神经，注意保持引导电极接地良好；②从"实验项目"菜单中选择"循环实验"项，弹出"循环实验"子菜单；③在"循环实验"子菜单中选择"兔减压神经放电"实验模块便可以观察减压神经放电现象。

神经干动作电位的引导：①在 BL-420F 生物机能实验系统上连接生物电引导电极和刺激电极；②在屏蔽盒内放入蟾蜍坐骨神经干，滴少量任氏液保持神经干的润湿；③按要求将生物电引导电极和刺激电极与屏蔽盒连接好，注意"＋""－"对应关系；④从"实验项目"菜单中选择"肌肉神经实验"项，弹出"肌肉神经实验"子菜单，选择"神经干动作电位的引导"即可观察。

4. 实验结果的处理

（1）实验中结果即时处理暂停实验，可对结果进行测量、图形剪切或通道打印等。

（2）实验结束后可对结果取名保存，再由数据反演进行图形剪辑或打印。

5. 注意事项

（1）BL-420 F 生物机能实验系统是一个实时的数据采集与处理系统，在其工作时，最好不要使用其他的 Windows 应用软件。为防止计算机病毒对计算机的侵害，未经允许严禁自带软盘上机操作，并严禁在开机的状态下，插入或拔出计算机各接口连线。

（2）在 BL-420 F 正在进行数据采样与处理时，不要用太长的时间去移动 BL-420 F 主界面中的其他对话框窗口，如设置刺激器参数对话框等，因为在移动这些对话框的同时，将全部占用处理机的时间，造成采样数据丢失或出现其他问题。

（3）BL－420 F正在进行数据采样与处理时，最好不要启动其他实时监视程序，比如实时病毒监视程序或其他实时监视程序。

（4）当BL－420 F正在进行数据采样与处理时，不要使用屏幕保护、高级电源管理等程序，比如硬盘关闭程序等。

（5）BL－420 F生物机能实验系统与计算机机壳共地，因此，在开始使用BL－420 F系统进行生物机能实验时，必须将计算机的机壳接地，否则，除了影响电生理实验效果之外，还可能造成其他的问题，如计算机漏电伤人等。

（二）MS4000U－1 生物信号定量记录分析系统

1. MS4000U－1 系统的基本结构 MS4000U硬件基本结构包括：信号输入的选择电路、放大器、滤波器、A/D转换、单片机、复杂可编程逻辑控制器（CPLD）、USB接口、刺激器、记数器等。

CPLD和单片机管理着整个硬件的电路控制、数据的采集以及通过USB将数据传输给计算机。

2. MS4000U－1 软件的主界面 参见图1－3。

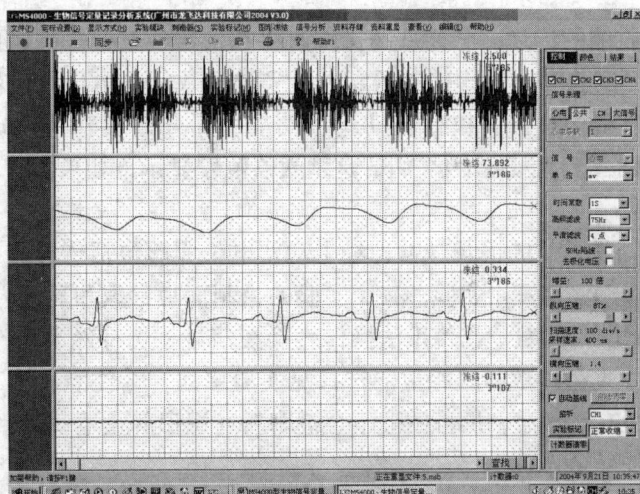

图1－3 MS4000U－1 软件的主界面

3. 应用举例

（1）心电图的记录 ①将5芯全导联心电图线插在心电（ECG）输入口，取5根1寸长的针灸针，分别扎入动物四肢和胸部的皮下，不要扎进肌肉，否则会有肌电干扰；②电极的红、黄、绿、黑、白分别与动物的右前肢、左前肢、左后肢、右后肢、胸部的针灸针相连接；③具体参数见实验模块；④采样速度与动物的种类有关，如蛙心电选10ms；兔、狗和猫的心电选5ms；大鼠和小鼠选2ms；选用的标准以心电图的R波的高度整齐，无忽大忽小现象（数据丢失）；⑤傻瓜法操作只要在信号栏选择 心电 所有参数自动设定好。您只要对不满意的参数做少许调整；⑥开始实验（用资料存储记录图形）。

（2）动脉血压的记录 ①压力传感器接在相应通道（如 CH1）；②傻瓜法操作直接在信号栏选 兔动脉血压；③具体参数见实验模块；④动脉插管前先 自动调零，调零前确保传感器与大气相通，记录过程中允许 自动调零 但同样要确保传感器与大气相通，注意三通开关的方向，先关闭与动脉血管的三通开关，然后打开另一只三通开关与大气相通，进行自动调零，调完后，先关闭与大气相通的三通开关，然后，打开与动脉相接的三通；⑤速度选 10ms 或 20ms，压缩比 1：5 或 1：10，可根据需要决定；⑥开始正式实验（用资料存储记录图形）。

（3）蛙心灌流的记录 ①采用 50 克张力传感器记录；②傻瓜法操作，直接在信号栏选蛙心灌流；③具体参数见实验模块；④时间常数一定要选 DC；⑤根据需要调节合适的压缩比；⑥挂上蛙心后，自动调零；⑦将结果按每 10 秒一次（或设定的间隔），自动转入 EXCEL 中；⑧开始正式实验（用资料存储记录图形）。

（4）蛙心期前收缩的记录 ①采用张力传感器记录；②傻瓜法操作在信号栏选蛙心期前收缩；③具体参数见实验模块；④设定刺激器参数见实验模块；⑤挂上蛙心；将刺激器的黑色（白色线）接在蛙肢体上，红色通过软细线与蛙心夹相接，确保导电性能良好；⑥记录蛙心收缩曲线；⑦启动刺激器；⑧开始实验（用资料存储记录图形）。

（5）骨骼肌收缩的记录 ①傻瓜法操作直接在信号栏选；②控制面板参数见实验模块，显示方式见实验模块；③刺激器参数见实验模块，也可以在刺激器参数文件中读取；④挂上骨骼肌标本后，执行自动调零功能；⑤开始实验（用资料存储记录图形）；⑥启动刺激器；⑦注意：因采用的是刺激器触发显示，如果没有刺激波，图形静止不动。

（6）神经干动作电位的记录 蛙神经干动作电位实验包括传导速度测定、阈刺激和最大刺激、不应期测定三个实验。三个实验的控制面板参数和显示方式的选择相同，不同的主要是刺激器的参数。①傻瓜法操作直接在信号栏选神经干动作电位；②控制面板参数、显示方式和刺激器的参数的选择见实验模块；③注意：因采用的是刺激器触发显示，如果没有刺激波，屏幕图形不会被刷新（图形静止不动）；④阈刺激和最大刺激：单个通道信号输入。

二、换能器

换能器也叫传感器，他是实现自动检测和自动控制的首要环节，如果没有传感器对原始实验数据的采集和测量，那么就不可能得到准确的实验数据。

传感器是将一种能量形式转变为另一种形式的器件。机能学常用的换能器是将一些非电信号（如机械、压力、光、温度、化学等的变化）转变为电信号，然后输入不同的仪器进行处理，以便对其所代表的生理变化作深入分析。换能器的种类很多，一般可分为：根据输入物理量分为张力传感器、压力传感器、速度传感器、温度传感器、呼吸传感器等；

（一）张力换能器

1. 工作原理 张力换能器是利用某些导体或半导体材料在外力作用发生变形时，

其电阻会发生改变的"应变效应"原理。将这些材料做成薄的应变片。用这种应变片制成的两组应变元件（R_1，R_2及R_3，R_4）分贴于悬梁臂的两侧，作为桥式电路的两对电阻，两组应变片中间连一可调电位器。并与3V直流电源相接。当外力作用于悬梁臂的游离端并使其发生轻度弯曲时，则一组应变片的一片受拉，一片受压，电阻向正向变化；而另一端的变化相反。由于电桥失去平衡，即有微弱的电流输出，经放大后可输入到记录仪。

换能器的灵敏度和量程决定于应变元件的厚度。悬梁臂越薄越灵敏，量程的范围越小。因此，这种换能器的规格应根据所做实验来决定。蛙腓肠肌实验的量程应在100g以上，肠平滑肌实验应在25g，小动物心肌乳头肌实验应在1g以下。

2. 使用方法　先将肌肉的一端固定，在保持肌肉自然长度的情况下，将肌肉另一端的扎线穿过悬梁臂前端的小孔，并结扎固定，连接的松紧度以丝线拉直为宜，应使丝线尽量垂直。选择适当的放大倍数进行观察记录。

3. 注意事项

（1）张力换能器的应变元件非常精细，不能用猛力牵拉换能器的悬梁臂，以免损坏。

（2）张力换能器应水平地安置在支架上，正式记录前，换能器应预热30min，以确保精度。

（3）张力换能器应变梁口是开放的，使用时，防止生理盐水等溶液渗入换能器内部。

（4）应避免张力换能器的碰撞、摔打。

（二）压力换能器

1. 工作原理　压力换能器是将各种压力变化（如动、静脉血压，心室内压等）转换为电信号，然后将这些电信号经过放大输入到记录装置。压力换能器的头端是一个半球形的结构，内充生理盐水，其内面后部为薄片状的应变元件组成桥式电路。其前端有两个侧管，一个用于排出里面的气体，另一个通过导管与测压力的探头相连。当压力作用于换能器时，应变电阻元件发生变化，引起电桥失衡产生电流，从而换能器产生电信号输出。

2. 使用方法　在记录血压时，先将换能器及插管内充满抗凝液体，尽量排尽气泡。将测压插管与大气相通，确定零压力时的基线位置后即可进行实验。

3. 注意事项

（1）压力换能器在使用时应固定在支架上，不得随意改变其位置，使用前预热30min。待零位稳定后方可进行测量。

（2）换能器在进行测量前，要将两个压力接嘴分别与三通接好，不得有泄漏现象。可用压力计先预压2～3次。然后再调整零位基准。

（3）换能器结构中有调零电位器，可以单独调节零点位置，也可与记录仪配合调整

（4）注意将"O"型垫圈垫好，以免漏水。使用后应及时清理、洗净、晾干。

（三）呼吸流量换能器

此换能器主要用于测量动物的呼吸波，呼吸流量，它是由差压阀、差压换能器、

放大器组成，可直接连到动物的气管上进行测量。

三、电刺激仪器及其附属设备

为了引起可兴奋组织的反应，可以给予各种刺激如温度、机械、化学等刺激。但最常用的是电刺激。最早使用感应圈，现已多采用电子刺激仪器。

（一）电子刺激器的基本参数

常用的电子刺激器应具备以下基本条件：

1. 触发　①可产生单脉冲、双脉冲或连续脉冲，脉冲的参数精确可调；②刺激脉冲的输出强度（波幅）及持续时间（波宽）可调，脉冲的极性可变；③触发脉冲与刺激脉冲之间，条件脉冲与测试脉冲之间的时间间隔（延时）可调；④脉冲可以用手控触发，也可由仪器本身自动触发。

2. 延时　延时表示两个脉冲之间的时间间隔。触发脉冲与第一刺激脉冲之间的延时称为"第一延时"，其作用是使刺激脉冲的起始时间晚于示波器触发扫描的起始时间，使生物电信号的波形能够显示在示波器荧光屏的中部。在某些实验中采用双脉冲刺激时，前后两刺激脉冲之间的延时称为"第二延时"，用它来调节条件脉冲和测试脉冲间的时间间隔。

3. 波宽、幅度、频率、串长　一个刺激方波的持续时间叫"波宽"，其电压值叫"幅度"。重复出现的一串方脉冲叫"串脉冲"，其频率叫"频率"，前后两脉冲的间隔时间叫"周期"（τ），频率 $f = l/\tau$。串脉冲的总持续时间叫"串长"。在做连续刺激选用串脉冲时应注意：①波宽×频率之值应小于串长值；②第一延时＋串长＋第二延时＋测试脉冲波宽之和应小于主周期之值。

（二）JJC-3型电子刺激器

本刺激器可产生各种不同波宽、重复周期的单个或连续脉冲及微分波形，均由面板的开关控制。

1. 面板的配置及控制开关

（1）电源开关　向上为开。

（2）指示灯　电源开关上方的红色指示灯为电源灯，通电时灯亮；面板右上角为输出氖灯，有脉冲输出时氖灯闪烁发亮。

（3）功能选择扳键　向上置"连续"为连续脉冲；置中间"主周期"为机内主周期触发；向下置"手控"为手控触发。

（4）主周期旋钮　调节机内触发脉冲的振荡周期，由 0.2～10（s）分11档进行调节。

（5）串长　用以控制串脉冲的总持续时间。下方的粗调扳键分×0.1、×1、×2三档调节，上方的细调旋钮由 0.1～2（ms）分10档进行调节，第11档为"n"。

（6）拨盘　有1～9位数，用以选择串脉冲的个数。

（7）频率　调节串脉冲的频率。下方的粗调分三档调节，上方的细调旋钮分11档调节。

（8）波宽　调节每一方波的波宽。下方的粗调分两档调节。上方的细调旋钮分11

档进行调节。

（9）输出幅度 调节刺激输出的幅度（即强度）。上方为粗调旋钮，由 1 ~ 100V 分 11 档。每档相差 10V；下方为微调旋钮，在粗调档间的 10V 范围，由 0 ~ 10（V）分 11 档进行调节。

（10）手控开关插口 插入手控开关的插头后，用人工来控制脉冲的发放和输出。

（11）触发输出插口 输出一正向 10V 的尖脉冲，用以触发示波器进行同步扫描或其他高输入阻抗仪器的同步活动。

（12）延时 I 旋钮 调节触发脉冲与第一个刺激脉冲之间的时间间隔。由 10 ~ 100（ms）分 11 档调节。

（13）刺激输出插口 通过插头用导线连至刺激隔离器或刺激电极。

2. 几种不同输出方式的使用方法 将刺激器的触发输出与示波器的"外触发"相接，调节触发选择旋钮并调好示波器有关参数，使示波器扫描与刺激器的触发同步。

（1）手控触发 将微动开关插头插入"手控"插孔，调节好有关参数后，每按动一下手控开关即有相应的波形输出。

（2）主周期触发 整机工作状态同"手控"触发，只是机内的主周期振荡器代替手控触发。

（3）连续脉冲 可输出固定频率的连续脉冲，此时串长的调节无效。

3. 使用时的注意事项

（1）用手控触发时，当 n 个脉冲结束前不得再按手动开关。

（2）不同输出形式时，输出幅度与波宽的调节都相同。

（3）在输出串脉冲时，频率与波宽的乘积不得大于 0.5s。

（4）用主周期触发时，延时 I、串长、延时 II 三者之和不得大于主周期。

（5）连续脉冲输出时，延时 I 或延时 II 均不得大于频率的倒数。

四、722 S 型 可见分光光度计

722 型可见分光光度计是实验室多种分光光度定量分析需要的高性能分光光度计。

（一）仪器结构与工作原理

722 S 型可见分光光度计采用单光束自准式光路，色散元件为衍射光栅，由光源发出的连续辐射光线，经滤光片和球面反射镜至单色器入射狭缝处聚焦成像，光束通过入射狭缝，经平面反射镜到准直镜，产生平行光射至光栅，在光栅上色散后，又经准直镜聚焦在出射狭缝上成一连续光谱，由出射狭缝射出一定波长的单色光，通过标准溶液再照射到光电管上。

调整"100%"旋钮，使透光率为"100%"，然后移动试样槽，使同一单色光通过被测样品后照射到光电管上，如果被测的样品有吸收现象，则光能量会发生变化（减少），此时，由于放大器的作用，其光能量的变化情况通过计算机由 4 位数字显示器反映出来，可以直接读出透光率 T 或吸光度 A、浓度 C。

722S 型可见分光光度计由光源室、单色器、试样室、光电管、微电流放大器、稳压电源部件组成。

1. 光源室 光源室由光源和反射镜、滤光片等组成，光源由钨卤素灯和氢灯（或

氘灯）组成，氢灯作为 200~330 nm 的光源，钨卤素灯作为 330~850 nm 的光源，旋转单色器波长手轮，可自动切换光源和滤光片，滤光片用以消除二级光谱，光源室用螺钉固定在单色器的侧壁上，打开光源室盖板，即可更换光源。

2. 单色器　单色器由色散元件、狭缝、反射镜、准直镜、光栅转动机构、波长拔示盘等组成，色散元件采用 1200 线/mm 的衍射光栅，单色器上方有波长指示及波长手轮，转动波长手轮可以改变波长读数值。

3. 试样室　试样室内有可装四只比色皿的托架，拉动拉杆可以依次更换试样槽位置，试样室与光电管之间有一光门，将它们隔开，打开试样室盖，光门自动关闭，关上试样室盖，则光门自动打开。

4. 光电管、微电流放大器　光电管和微电流放大器同装在密闭暗盒内，装有硅胶（干燥器）的小筒可伸入该盒内，硅胶失效后可自行更换，此干燥筒安装在仪器的左部，光电管光谱范围为 190~860 nm。

光信号由光电管接受后通过高值电阻转换成微弱的电信号，再经微电流放大器加以放大后，在数字显示器上读出。

（二）仪器的安装方法及要求

1. 仪器应安装在整洁干燥的房间内，使用时应放置在平稳的工作台上，室内照明不宜过强。

2. 供给仪器的电源，其最大变化范围不超过（$1 \pm 10\%$）$\times 220V$，并必须装有接地线。

（三）仪器的操作方法及注意事项

仪器经运输，搬运后，所引起的光源偏移，可进行必要的调整。

1. 将灵敏度旋钮调置"1"档（放大倍率最小）。

2. 按"电源"开关，开关内 2 只指示灯亮，钨灯点亮；按"氢灯"开关，开关内左侧指示灯亮，氢灯电源接通，再按"氢灯触发"按钮，开关内右侧指示灯亮，氢灯点亮，仪器预热 30 分钟。

3. 选择开关置"0~100%"档。

4. 打开试样室盖光门自动关闭，调节"0%"（T）旋钮，使数字显示为"000.0"，（零点调节正确方法应是显示负号一息一亮）。

5. 将波长置于所需要测的波长。

6. 将装有溶液的比色皿放置比色皿架中。（注：波长在 360 nm 以下时，必须用石英比色皿）。

7. 盖上样品室盖，将参比溶液比色皿置于光路，调节透光率，"100"旋钮，使数字显示为 100.0%（T）（如果显示不到 1000%T，则可适当增加灵敏度的档数，同时应重复"4"，调整仪器的"000.0"）

8. 将被测溶液置于光路中，数字显示器上直接读出被测溶液的透光率（T）值。

9. 选择开关使用方法

（1）"0%~100%"　最小分辨率为 0.1%。

（2）"0%~40%"　最小分辨率为 0.01%，然后将选择开关置于 0~40%档。

（3）　-0.3～3A　最小分辨率为 0.0001 A，将选择开关置于"-0.3～3A"档，这时数字显示为"0.000"，然后移入被测溶液，显示值即为试样的吸光度 A 值。

（4）　0～0.6 A　最小分辨率为 0.0001 A，将选择开关置于"0～0.6A"档，这时数字显示为"0.0000"，然后移入被测溶液，显示值即为试样的吸光度 A 值。

（5）　CONC　量程 0～6500，选择开关置于"CONC"档，将已标定的浓度的溶液移入光路，按浓度设定按钮，同时调节浓度设定旋钮，使得数字显示为标定值，将被测溶液移入光路，即可读出相应的浓度值。

10. 如果大幅度改变测试波长时，需要等数分钟后，才能正常工作。这是因为波长由长波向短波或短波向长波移动时，光能量变化急剧，使光电管受光后响应缓慢，需一段光响应平衡时间。

11. 仪器在使用时，应常参照本操作方法中"4"和"7"进行调"000.0"和"100.0"的工作。

12. 每套仪器所配套的比色皿不能与其他仪器上的比色皿单个调换。

13. 仪器使用完毕后，用随机提供的塑料套罩住，在套子内应放数袋硅胶，以免灯室受潮、反射镜发霉或沾污影响仪器性能。

五、电动离心机

离心机是借离心力分离液相非均一体系的设备。是利用旋转运动的离心力，以及物质的沉降系数或浮力密度的差别进行分离、浓缩、提纯的方法。主要目的是达到液-液或固-液的分离。离心分离是液-液分离，离心过滤、离心沉淀是固-液分离。

（一）离心机分类

1. 根据转速区分

（1）普通（低速）离心机　一般最大转速在 10 000 rpm 以下，最大相对离心力小于 10 000×g，主要是固液沉降分离，转子有角式和外摆式，通常不带冷冻系统，于室温下操作。

（2）高速离心机　一般最大转速为 10 000～30 000 rpm，最大相对离心力为 90 000×g 左右，也是固液沉降分离，转头配有各种角式转头、荡平式转头、区带转头、垂直转头和大容量连续流动式转头、一般都有制冷系统和真空系统，离心室的温度可以调节和维持在 0～4℃，通常主要用于微生物菌体、细胞碎片、大细胞器、硫酸铵沉淀物和免疫沉淀物等的分离与纯化工作，但不能有效地沉降病毒、小细胞器（如核蛋白体）或单个分子。

（3）超速离心机　转速可达 50 000～80 000 rpm，相对离心力最大可达 510 000×g 左右，分离的形式为差速沉降分离和密度梯度区带分离。可以分离细胞的亚细胞器结构，也可以分离病毒、核酸、蛋白质和多糖等生物大分子。

2. 根据用途区分

离心机的种类：①工业用途，低速离心机（N < 10 000rpm）、高速离心机（N = 10 000～30 000rpm）、超速离心机（N > 30 000rpm）；②实验用途（制备用途），普通离心机、水平式离心机、斜角式离心机；③冰冻离心机、大容量冰冻离心机、高速冰冻离心机、超速冰冻离心机；④分析用途，分析超速离心机。

3．其他　根据离心形式可分为过滤、沉降、分离；根据驱动方式可分为手摇式、气动式、油涡轮式、磁悬式、电动式等；根据使用温度可分为冷冻和无冷冻；根据结构特点可分为角式和外摆转子、分析型转子和区带转子；以旋转轴位置分为立式、水平式、倾斜式；根据工作性质可分为通用型、专用型、小型和大型。

（二）结构及使用方法

由于离心机的结构、性能和用途的差别，分类也不相同。普通离心机一般分为水平式和斜角式两种，其构造简单、功能单一，适用于一般物质的离心与分离。常用的水平式离心机主要由驱动电机、变速箱与调速手柄、旋转盘（包括转轴及其支架）、离心筒、带盖的离心腔以及机座等部分组成。

1．离心机的组成　由机体部分、转头、电动机、减震系统、控制部分组成。

2．操作步骤

（1）放入离心管架离心的样品应连同离心管套、管垫等一起准确称量平衡，如只离心一个（或不成对的）样本，必须将另一空离心管套、管垫与有样品离心管套、管垫同时准确称量平衡。离心液面距离心管口至少应留2cm的距离，以免离心时离心液溅出。

（2）将平衡好的离心套筒放于离心机支架对称位置的管架中。

（3）检查离心机是否安放平稳，电源开关及调速杆是否位于"零位"，若不在则应复位。

（4）拧紧转轴螺母，盖好离心机盖。

（5）接通电源，打开电源开关。

（6）启动离心机使渐缓慢加速至所需转速，以此开始计算离心所需时间。

（7）离心时间到后，将调速杆缓慢退回到"零位"，关掉电门，拔下电源插头，必须逐渐缓慢减速直至停止转动后方可打开离心机盖，取出被离心样品。（切记：不能用手助停，以免沉淀物泛起、损坏离心转轴、碰伤人的肢体）。

（8）待离心机完全停止转动后，打开缸盖取出离心套筒及离心管。

（9）清洁离心套筒、离心管及离心腔，关闭缸盖。

3．注意事项

（1）离心机必须放置在坚固的水平实验台上且稳固，转轴上的支架要牢固，转轴润滑良好，吊栏应活动自如，保证离心机的正常运转。仪器必须有良好的接地。

（2）离心前必须平衡样品，对称放入离心机内。离心管盛液不宜过满，避免腐蚀性液体溅出腐蚀离心机，同时造成离心不平衡。

（3）离心开始前应检查转头是否拧紧。放入离心套筒后应紧盖、锁牢，防止意外事故的发生。

（4）离心完毕应关电门、拔掉电源插头任机自停，在离心机未停稳时，严禁打开离心机盖用手助停，以免伤人损机，使沉淀泛起。样品取出时应缓慢不要摇晃。

六、机能实验常用手术器械

在机能实验中所使用的手术器械，基本上与人用外科手术器械相同。但也有些外科器械是给动物手术时使用的（图1-4）。

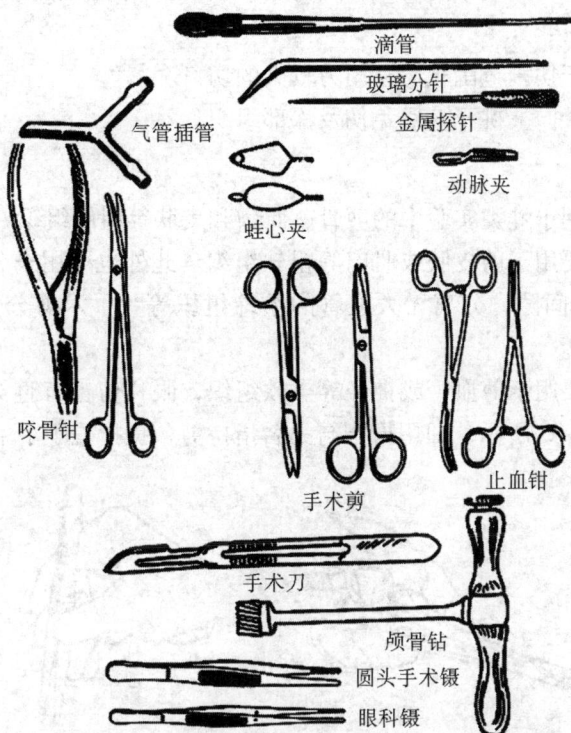

图 1-4 机能实验常用手术器械

（一）手术刀

主要用于切开和解剖组织。可根据手术部位与性质，更换大小不同的刀片。手术刀片有圆、尖、弯刃及大、小、长、短之分。手术刀柄也有大小及长短之分。另有一类手术刀柄与刀片连在一起的，也有圆刃、尖头及眼科手术刀（柳叶刀）之分。常用的执刀方法有四种，如图 1-5 所示。

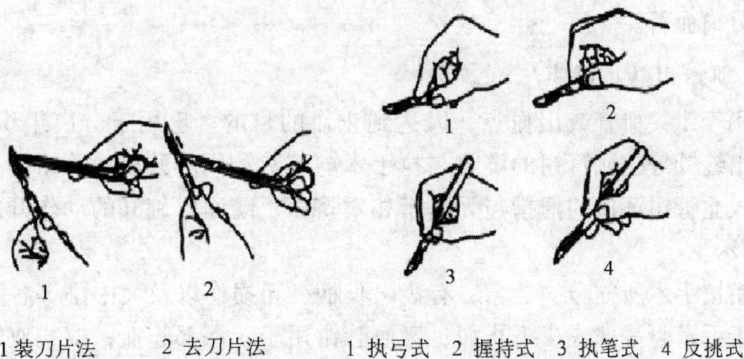

1 装刀片法   2 去刀片法   1 执弓式 2 握持式 3 执笔式 4 反挑式

图 1-5 常用的执刀方法

1. 执弓式 为最常用的一种执刀方式，动作范围广而灵活，用于腹部、颈部或股部的皮肤切口。

2. 执笔式　用于切割短小的切口，用力轻柔而操作精确。如解剖血管、神经，作腹膜小切口等。

3. 握持式　用于切割范围较广，用力较大的切口。

4. 反挑式　用于向上挑开，避免伤及深部组织。

（二）剪刀

1. 普通剪刀　用于蛙类实验中的剪骨、肌肉和皮肤等粗硬组织。

2. 手术剪　主要用于剪皮肤或肌肉等粗软组织。此外也可用来分离组织，即利用剪刀的尖端插入组织间隙，分离无大血管的结缔组织等．手术剪分尖头剪和钝头剪，其尖端有直、弯之别。

3. 眼科剪　主要用于剪血管或神经等柔软组织，眼科剪也有直头与弯头之分，正确的执剪姿势如图1-6所示，即用拇指与无名指持剪，食指置于手术剪上方。

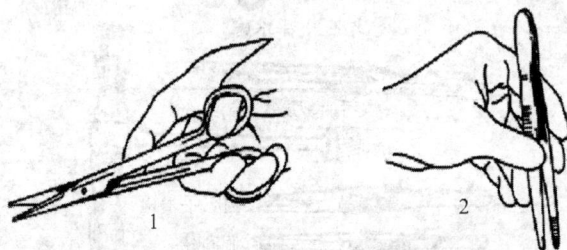

1　手术剪的握持方法　　　2　镊子的握持方法

图1-6　正确的执剪执镊姿势

（三）镊子

主要用于夹住或提起组织，以便于剥离，剪断或缝合。镊子分有齿和无齿两种，并且长短不一。有齿镊用于夹持较坚韧的组织，如皮肤、筋膜、肌腱等。无齿镊用于夹持软脆弱的组织，如血管、神经、黏膜等。正确的执镊方法如图1-6所示，即以拇指对食指和中指，轻、稳和用力适当地把持组织，眼科剪有直、弯两种，用于夹捏细软组织和分离血管。

（四）血管钳（止血钳）

主要用于钳夹血管或出血点，以达到止血的目的。也用于分离组织，牵引缝线，把持和拔出缝针等执血管钳的姿势与执手术剪姿势相同．开放血管钳的手法是：利用右手已套入血管钳环口的拇指与无名指相对挤压，继而以旋开的动作开放血管钳，如图1-7所示。

血管钳按手术所需分直、弯、有齿、长柄、无损伤以及大中小等各类型。例如直血管钳用于手术野浅部或皮下止血；弯血管钳用于较深部止血；蚊式血管钳用于精确的止血和分离组织。

（五）咬骨钳

打开颅腔和骨髓腔时用于咬切骨质。

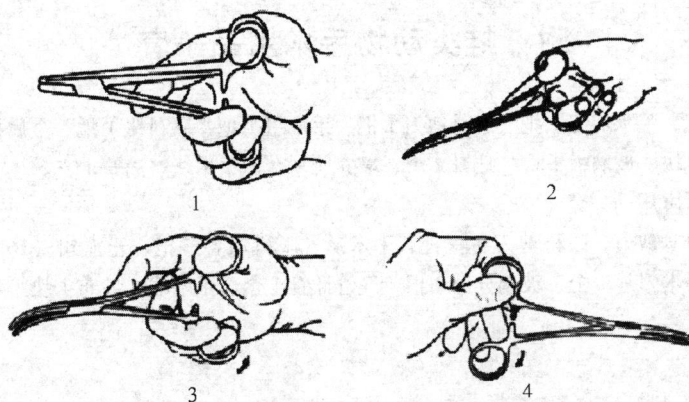

1 正确持钳法　2 错误持钳法　3 右手松钳法　4 左手松钳法

图 1-7　持钳法

（六）颅骨钻

开颅时钻孔用。

（七）金属探针

专门用来毁坏蛙类脑和脊髓的器械，分为针柄和针部。

（八）玻璃分针

专用于分离神经与血管等组织。有直头与弯头，尖端圆滑。

（九）蛙心夹

使用时一端夹住心尖，另一端借缚线连于杠杆，以进行心脏活动的描记.

（十）蛙板

约为 20×15 cm 的木板，用于固定蛙类，可用蛙钉将蛙腿钉在板上，以便进行操作。

（十一）动脉夹

用于阻断动脉血流而不损伤动脉血管。

（十二）气管插管

急性动物实验时插入气管，以保证呼吸畅通口。

（十三）动脉插管

动脉插管在急性动物实验时插入动脉，在哺乳类动物实验中，另一端接压力换能器，以记录血压，插管腔内不可有气泡，以免影响结果，静脉插管还可用于向动物体内注射药物和溶液。

各种手术器械使用结束后，都应及时清洗。齿间轴节间的血迹和污物用小刷在水中擦洗，后用干布擦干，忌用火焰烘干或作重击用，以免镀镍层剥脱生锈。久置不用的金属器械还需擦油剂加以保护。

附：蛙类动物手术用品一套

普通剪刀1把、手术剪刀1把、眼科剪刀1把、手术镊1把、眼科镊1把、金属探针1把、玻璃分针2根、蛙板1块、玻璃板1块、蛙钉2个、培养皿1套、手术线、滴管1支。

哺乳类动物手术用品一套

普通剪刀、手术剪刀、眼科剪刀各一把，手术镊、眼科镊各一把，止血钳（16～18 cm）2把，手术刀柄1把，手术刀片1个，玻璃分针2根，气管插管1个、手术线、纱布1块、培养皿1套、缚腿绳5根。

（张志国）

第三节　机能学实验常用溶液的配制和药物剂量的换算

一、常用试剂的配制

进行在体或离体器官及组织实验时，应尽可能使标本处于近似在体内的环境以保证其正常的生命及其功能活动。需要具备以下条件：渗透压与组织液相同；有维持组织器官正常机能所必需的比例适宜的各种离子；酸碱度与血浆相同并具有缓冲能力；营养物质、氧及温度与组织液相同。这类液体称为生理盐溶液。

（一）常用生理盐溶液的配制

动物种类不同其代替液的组成各异，渗透压也不一样，因此，作为代替液的生理盐溶液在组成成分上也有所区别。如：两栖类动物体液的渗透压相当于0.65% NaCl溶液；温血动物体液的渗透压则相当于0.9% NaCl溶液；海生动物体液的渗透压约相当于3% NaCl溶液。常用的生理盐溶液有：生理盐水、任氏液、乐氏液、台氏液等（见表1－1）。

表1－1　常用生理盐溶液的成分和配制

试剂名称及剂量	任氏液	乐氏液	台氏液	生理盐水	
	用于两栖类	用于哺乳类	用于哺乳类（小肠）	两栖类	哺乳类
氯化钠（g）	6.50	9.00	8.00	6.50	9.00
氯化钾（g）	0.14	0.42	0.20	／	／
氯化钙（g）	0.12	0.24	0.20	／	／
碳酸氢钠（g）	0.20	0.1～0.3	1.00		
磷酸二氢钠（g）	0.01	／	0.05		
氯化镁（g）	／		0.10		
葡萄糖（g）	2.0（可不加）	1～2.5	1.00		
蒸馏水加至（ml）	1000	1000	1000	1000	1000

1. 常用生理盐溶液的用途　一般实验中常用的盐溶液有生理盐水即与血清等渗氯

化钠溶液，在冷血动物应用 0.6% ~ 0.65 %，哺乳动物应用 0.85 % ~ 0.9 %。任氏液（Ringer）主要用于蛙心灌注及其他冷血动物实验；乐氏液（Locke）用于哺乳类动物心脏、子宫及其离体脏器实验，灌注时须于用前通入氧气 15min。低钙乐氏液（含无水 $CaCl_2$ 0.05g）用于离体小肠及豚鼠的离体支气管灌注。台氏液（Tyrode）用于哺乳动物离体小肠实验。

近年来对组织提取和细胞培养常需用胰蛋白酶（trypsin）或 EDTA（ethylene diamine tetraacetic acid, Versene）对组织或细胞进行处理。Ca^{2+} 或 Mg^{2+} 对此有妨碍作用，故在此情况，常用不含 Ca^{2+} 及 Mg^{2+} 的生理盐溶液。

2. 生理盐溶液配制注意事项

（1）应在实验前配制，不宜久置，以免发生污染或某些成分发生化学变化而影响实验结果，或者先将溶液的各种成分分别配制成一定浓度的基础溶液备用，用时按比例取基础液配制。

（2）配制生理盐溶液时要注意各种离子的相互作用，如磷酸根和碳酸根负离子易与钙离子发生反应，生成不溶性的白色磷酸钙或碳酸钙沉淀。所以，在配制生理盐溶液时，应先将其他离子原液混合后加入蒸馏水，最后再将溶解的氯化钙溶液一边搅拌一边缓缓加入，以防钙盐沉淀生成。

（3）葡萄糖应在临用时加入，加入葡萄糖的生理盐溶液不能久置，以免发生细菌污染出现混浊。

（二）常用抗凝剂的配制及用法

在医学实验中常需动物的全身抗凝，采出的全血或血浆有的也需加入适当的抗凝剂抗凝。对抗凝剂的要求是：用量少、溶解度大、不带进干扰实验的杂质。

1. 肝素 肝素的抗凝作用很强，做死亡复苏等实验时，常用它作动物全身抗凝剂。肝素可改变蛋白质等电点，因此当用盐析法分离蛋白质作蛋白质各部分的测定时，不可采用肝素。市售的肝素钠溶液每毫升含肝素 12 500U，相当于 100mg。

配制和用量：纯的肝素 10mg 能抗凝 65 ~ 125ml 血液（按 1 mg 等于 125U，10 ~ 20U 能抗 1ml 血液计）。但由于肝素制剂的纯度高低以及其保存时间长短不等，因而其抗凝效果也不相同。一般可配成 1% 肝素生理盐溶液，用时取 0.1 毫升于试管内，100℃ 烘干，每管能抗凝 5 ~ 10ml 血液。也可将抽血注射器用配好肝素湿润一下管壁，直接抽血至注射器内而使血液不凝固。在动物实验需做全身抗凝时，一般剂量为：大白鼠 2.5 ~ 3.0mg /200 ~ 300g 体质量，兔 10mg/kg 体质量，狗 5 ~ 10mg/kg 体质量。

2. 草酸盐合剂

（1）原理 草酸胺能使血细胞略为膨大，而草酸钾能使血细胞微缩小，因此草酸铵与草酸钾按 3:2 比例配置，可使血细胞体积保持不变；加福尔马林则能防止微生物在血中繁殖。此抗凝剂最适于做红细胞比积测定。用时注意加的量应适中，不能过多，以免妨碍去蛋白质血滤液的制取。不适用于血液内钙或钾的测定，也不能用于血液非蛋白氮测定。

（2）配制方法及用量 草酸铵 1.2g、草酸钾 0.8g、福尔马林 1.0ml、蒸馏水加至 100ml，每毫升血加草酸盐合剂 0.1ml（即相当草酸铵 1.2mg，草酸钾 0.8mg）。根据取血量将计算好的草酸盐加入玻璃容器内烤干备用。如取 0.5ml 于试管，烘干后每管可使 5ml 血不凝固。

（3）注意事项：草酸的作用在于能够沉淀血凝过程中所必需的钙离子，而达到抗凝目的。用时注意加的量应适中，不能过多，以免妨碍去蛋白质血滤液的制取。不适用于血液内钙或钾的测定，也不能用于血液非蛋白氮测定。

3. 枸橼酸钠

枸橼酸钠可使钙失去活性，防止血凝。但其抗凝作用较差，碱性较强，不宜作化学检验之用。仅可用于红细胞沉降速度测定。常配成 3% ~5% 水溶液。也可直接加粉剂，每毫升血加 3 ~5mg，即可达到抗凝目的。急性血压测定实验所用枸橼酸钠为 5% ~6% 溶液。

4. 草酸钾　草酸钾为最常用的抗凝剂。常用于非蛋白氮测定，但不适用于测定钾和钙。

配制及使用方法：取草酸钾 10g，加蒸馏水少许使溶解，再加蒸馏水至 100ml。配制成 10% 水溶液，如每管加 0.1ml 则可使 5 ~10ml 血不凝。一般如做微量检验，用血量较少，可配制成 2% 溶液，如每管加 0.1ml 可使 1 ~2ml 血液不凝。

5. 乙二胺四乙酸二钠盐（EDTA）　EDTA 对血液中钙离子有很大的亲和力，能与钙离子络合而抗凝血。每 0.8 mg 可抗凝 1 ml 血液。除不能用于血浆中钙、钠及含氮物质之测定外，适用于多种抗凝。

二、药物剂量的换算

在需要给动物用药时，经常会遇到两个问题：给多少剂量；配成何种浓度的药液和给予多少毫升。下面介绍有关方法。

（一）给药剂量的确定

首先应该查阅所用药物的有关文献，如能查到为了同一目的，给相同种类动物用药的记录，那就可以直接照试。如查不到治疗剂量，但能找到致死量（LD50），也可先参考 LD50 来设计剂量并进行实验。

如果查不到待试动物的合适剂量，但知道其他动物的剂量或人用剂量，则需要加以换算。关于不同种类动物间用药剂量的换算，一般认为不宜简单地按体重比例增减，而须按单位体重所占体表面积的比值来表示换算。下面将分述按体重和按体表面积换算的方法。

1. 按千克体重换算方案　已知 A 种动物每千克体重用药剂量，欲估算 B 种动物每千克体重用药的剂量，可先查表 1 - 2，找出折算系数（W），再按下式计算：

B 种动物的剂量（mg/kg）= W × A 种动物的剂量（mg/kg）

例 1　已知某药对小鼠的最大耐受量为 20 mg/kg（20 g 小鼠用 0.4mg），需折算为家兔用量是多少？

解：查表 1 - 2　A 种动物为小鼠，B 种动物为家兔，交叉点为折算系数 W = 0.37
　　　故家兔用药量为 0.37 × 20 mg/kg = 7.4mg/kg。

2. 按体表面积折算剂量　不同种属动物体内的血浓度和作用与动物体表面积成平行关系，故按体表面积折算剂量较按体重更为精确（表 1 - 3）。

表1-2 动物与人体重的每千克体重等效剂量折算系数

B种动物或成人	A种动物或成人						
	小鼠 (0.02kg)	大鼠 (0.2kg)	豚鼠 (0.4kg)	家兔 (1.5kg)	猫 (2kg)	犬 (12kg)	成人 (60kg)
小鼠（0.02kg)	1.0	1.4	1.6	2.7	3.2	4.8	9.01
大鼠（0.2kg)	0.7	1.0	1.14	1.88	2.3	3.6	6.25
豚鼠（1.5kg)	0.61	0.87	1.0	0.65	2.05	3.0	5.55
家兔（1.5kg)	0.37	0.52	0.6	1.0	1.23	1.76	3.30
猫（2.0kg)	0.30	0.42	0.48	0.81	1.0	1.44	2.70
犬（12kg)	0.21	0.28	0.34	0.56	0.68	1.0	1.88
成人（60kg)	0.11	0.16	0.18	0.304	0.371	0.531	1.0

例2 由动物用量推算人的用量。已知一定浓度的某药注射剂给家兔静脉注射的最大耐受量为4mg/kg，推算人的最大耐受量为多少？

解：查表1-3，先横后竖，家兔与人体表面积比值12.2

1.5kg家兔最大耐受量为 $4 \times 1.5 = 6mg$

那么，人的最大耐受量为 $6 \times 12.2 = 73.2mg$。

取其1/3～1/10作为初试用剂量。

例3 由人用量推算动物用量。已知某中药成人每次口服10g有效，拟用犬研究其作用机制，应用多少量？

解：查表1-3，人与犬的体表面积比值0.37

那么，犬用量为 $10 \times 0.37 = 3.7$（g）

取其中1/3～1/10作为初试用剂量。

表1-3 常用动物与人体表面积比值

	20 g小鼠	200 g大鼠	400 g豚鼠	1.5 kg家兔	2 kg猫	12 kg犬	50 kg人
20 g小鼠	1.0	7.0	12.25	27.8	29.7	124.2	332.4
200 g大鼠	0.14	1.0	1.74	3.9	4.2	17.3	48.0
400 g豚鼠	0.08	0.57	1.0	2.25	2.4	10.2	27.0
1.5 kg家兔	0.04	0.25	0.44	1.0	1.08	4.5	12.2
2 kg猫	0.03	0.23	0.41	0.92	1.0	4.1	11.1
12 kg犬	0.008	0.06	0.10	0.22	0.24	1.0	2.7
50 kg人	0.003	0.021	0.036	0.08	0.09	0.37	1.0

（二）药物浓度的确定及给药量的换算

1. 药物浓度表示法 常用的表示法有百分浓度，比例浓度，摩尔浓度3种形式。

（1）百分浓度（％） 由于药物或溶液的量可以用体积或重量表示，因而有以下不同的表示％浓度方法。

重量/体积（W/V）法：即每100 ml溶液中含药物的克数，如5％葡萄糖即每100 ml含葡萄糖5g。此法最常用，不加特别注明的药物％浓度即指此法。

重量/重量（W/W）法：即100g制剂中含药物的克数，适用于固体药物，如10％氧化锌软膏即100g中含氧化锌10g。

体积/体积（V/V）法：即100ml溶液中含药物的毫升数。适用于液体药物，如消毒用75%乙醇即100ml溶液中含无水乙醇75ml，相当于W/W法70%乙醇。

（2）比例浓度　常用于表示稀溶液的浓度，例如1:5000高锰酸钾溶液是指5000ml溶液中含高锰酸钾1g；1:1000肾上腺素即0.1%肾上腺素。

（3）摩尔浓度（mol/L）　1L溶液中含溶质的摩尔数称为该溶液的摩尔浓度。如0.1 mol/L NaCl溶液表示1000 ml中含NaCl 5.84 g（NaCl分子量为58.44 g）。

2. 给药量的换算

（1）实验动物给药剂量　一般按mg/kg（或g/kg）计算。为了方便，大鼠和豚鼠可按每100g计算，小鼠可按每10g计算。

给药剂量 = 药物浓度 × 给药体积

（2）给药容量的计算　从已知药的浓度和已知给药剂量算出相当于每1kg体重应给药的毫升数（ml）。

例4　小鼠体重22g，腹腔注射盐酸吗啡10mg/kg，药物浓度为0.1%，应注射多少毫升？

解：药物浓度为：0.1% = 0.1g/100ml = 100mg/100ml = 1mg/ml

给药剂量：10mg/kg = 10ml/kg

小鼠体重：22g = 0.022kg

10ml/kg × 0.022kg = 0.22ml

或为便于计算可换算成ml/10g：　10ml/kg = 0.1ml/10g。

这样再计算其他小鼠的给药量就很方便。

（3）需配置药液浓度计算　根据药物的剂量及给药途径的药液容量来配制相当的浓度。

例5　给家兔静注苯巴比妥钠80mg/kg，注射量为1ml/kg，应配制苯巴比妥钠的浓度是多少？

解：80mg/kg相当于1ml/kg，因此1ml药液应含药物80mg

现算成百分浓度　$1:80 = 100:x$

$$x = 8000 \text{ mg} = 8 \text{ g}$$

即100ml含8g，故应配成8%的苯巴比妥钠。

（4）溶液稀释的换算

可按公式 $C_1 V_1 = C_2 V_2$ 换算

即：稀溶液浓度（C_1）× 稀溶液体积（V_1）= 浓溶液浓度（C_2）× 浓溶液体积（V_2）。

例6　病人需要5%葡萄糖500ml，如果用50%葡萄糖溶液配制，需要多少毫升？

解：$C_1 = 5\%$，$V_1 = 500$ml，$C_2 = 50\%$

$5 \times 500 = 50 \times V_2$

$V_2 = 5 \times 500/50 = 50$ ml

答：配制5%葡萄糖500ml需用50%葡萄糖溶液50毫升。

（6）用混合法将两种已知百分浓度溶液配制百分浓度溶液：此法是把需要配制溶液的百分浓度放在两条直线的交叉点上，把已知溶液的浓度放在两条直线的左侧两端，较大的百分浓度放在上面，较小的放在下面，然后每一条直线上把两个数字进行减法计算，将其差写在同一直线的右端，所得到的数字分别写在右边的上面和下面，便表示出需要配制浓度的溶液毫升数。

例 有 95% 和 15% 乙醇溶液，需要配制成 75% 乙醇溶液，要取 95% 乙醇溶液 60 份和 15% 乙醇溶液 20 份，两者混合即成 75% 乙醇溶液。

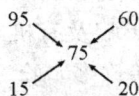

$$
\begin{array}{ccc}
95 & \searrow & 60 \\
& 75 & \\
15 & \nearrow & 20
\end{array}
$$

例 由 95% 乙醇溶液稀释成 75% 的乙醇溶液，需要取 95% 乙醇 75 份加入 20 份蒸馏水，即配成 75% 乙醇溶液。

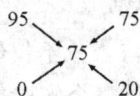

$$
\begin{array}{ccc}
95 & \searrow & 75 \\
& 75 & \\
0 & \nearrow & 20
\end{array}
$$

同样，用蒸馏水作溶剂来稀释已知百分溶液，配制成所需百分溶液。配制方法和上述一样，只是在左下角不是较小的浓度，而是零，所得的数字仍写右边的上面和下面，便表示了要取多少份溶液和溶剂。

（胡中孝）

第四节 机能实验学常用实验动物和实验动物的基本操作

一、常用实验动物及选择原则

机能学实验常用的动物有蟾蜍、小白鼠、大白鼠、豚鼠、家兔等。常根据实验目的和要求选用不同的实验动物。例如测定 LD50（半数致死量）和 ED50（半数有效量）需较多动物，常选用小白鼠，又如抗过敏实验多选用豚鼠，因为豚鼠对组织胺特别敏感。通常在体心脏实验选用蛙、大白鼠、豚鼠、猫、犬；离体心脏实验常选用蛙、大白鼠、豚鼠、家兔；离体血管实验常选用蛙的后肢血管、大白鼠和家兔的主动脉等。

（一）常用医学实验动物特点

1. 蟾蜍和青蛙是教学实验中常用的小动物。其心脏在离体情况下仍可有节奏地搏动很久，常用于药物对心脏作用；坐骨神经腓肠肌标本可用于引导动作电位或观察骨骼肌的收缩变化；蛙舌与肠系膜是观察炎症和微循环变化的良好标本。

2. 小鼠作为成熟的实验动物，具有很多的品系，是医学实验中用途最广泛和最常用的动物。生长期短、成熟早、繁殖力强；性情温驯，胆小怕惊，对环境反应敏感。适合作药物和肿瘤学研究、筛选药物、半数致死量等，但不同品系的小鼠对同一刺激的反应性差异较大。

3. 大鼠与小鼠相似，但大鼠的实验动物模型较稳定。其性情较温顺。受惊时表现凶狠，易咬人。大白鼠的嗅觉灵敏，对噪音敏感，而且对营养缺乏也非常的敏感。由于大白鼠繁殖力强，易饲养，体型大小合适，给药容易，采样量合适方便，一些在小鼠身上不便进行的实验可选用体形较大的大鼠。如用于胃酸分泌、胃排空、水肿、炎症、休克等研究。

4. 家兔性情温顺、胆小、怯懦、惊疑，易饲养、抗病力强、繁殖率高，是常用的实验动物。家兔最大用处是生产抗体，制备高效价和特异性强的免疫血清。常用于药物或其他条件对心脏、血压、呼吸的影响及有机磷农药中毒和解救的实验。也可用于炎症、发热、休克、急性心血管试验等许多实验。

5. 豚鼠性情温顺。因其对组胺敏感，并易于致敏，故常选用于抗过敏药如平喘药和抗组胺药的实验。又因它对结核菌敏感，故也常用于抗结核病药的治疗研究。也常用于离体心房、心脏实验和钾代谢障碍、酸碱平衡紊乱的研究。

（二）医学机能实验动物的选择原则

严格地说，实验动物选择的正确与否，不仅影响到经费支出、工作进展，还会影响到实验结果的正确性与可靠性，以及整个实验能否顺利进行。实验研究成败的关键之一在于根据实验要求及目的不同，选择相应的动物，在选择实验动物时应注意以下原则。

1. 同一实验的动物应当年龄一致，体重相近（体重相差小于10%）。幼龄动物对药物比较敏感，老龄动物代谢缓慢，生理功能低下，一般机能实验均应采用成年动物。常用动物成年时的体重为：小鼠18~28g，大鼠180~280g，家兔2~3kg。

2. 雌雄动物各半，不同性别动物对药物的敏感性有一定差异，雌鼠对药物的敏感险稍大于雄鼠。如无特殊要求，一般实验宜选取雌雄动物各50%。

3. 选取健康状况良好的动物，因为体弱有病的动物对各种刺激耐受性小，实验结果不稳定。饥饿、寒冷与炎热等环境条件也会影响动物的生理变化；怀孕期与哺乳期的动物对外界刺激的反应常常有变化，在一般实验研究中应鉴别剔除。

4. 注意生物节律 动物机体的反应性有节律性变化。体温、血糖、基础代谢率和激素分泌等也有昼夜节律性变化。

5. 选用人畜共患疾病的实验动物和传统应用的实验动物，有些病因不仅对人而且对动物也造成相似的疾病，故应选择人畜共患疾病的实验动物。

6. 考虑伦理道德与"3R"原则 现代动物实验必须考虑伦理道德与"3R"原则。其中，reduction（减少）是指在动物实验中，在不影响实验数据的情况下尽量减少动物的使用量；replacement（替代）是指使用其他的实验材料或方法替代动物，开展实验；refinement（优化）是指通过改进和完善实验程序，尽量减少对动物的伤害。充分考虑动物实验过程中的动物福利和伦理问题，才能够保障实验结果的稳定性和可靠性。

7. 在不影响实验目的与结果的前提下，选择最易获得、最经济、便于操作管理的动物。

8. 供实验用的动物应具备质量合格证。

二、实验动物的标记、捕拿和固定

（一）实验动物的标记

机能实验中常用多只动物同时进行实验，为避免混乱应将动物进行编号。实验动物编号的目的在于将观察范围内的同种动物进行区别，以便于观察。常用的方法有染色法、耳缘剪孔法、烙印法和号牌法等，可根据实验目的、动物种类和具备的条件选用，一般编号应具有清晰易辨、简便耐久的特点。较大动物如兔、猫、狗等，可将号码牌挂在动物颈部，或将特制的铝质标牌固定在耳壳上。

小鼠、大白鼠及豚鼠一般用 3%～5% 的苦味酸溶液涂于体表不同部位的毛上。原则是：先左后右，从上到下，从前到后。例如 1 号——左前肢，2 号——左腹部，3 号——左后肢，4 号——头部，5 号——背部，6 号——尾部，7 号——右前肢，8 号——右腹部，9 号——右后肢，10 号——空白等（图 1-8）。

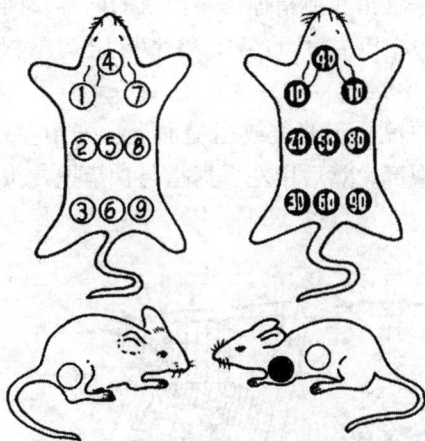

图 1-8　小白鼠背部编号

（二）实验动物的捕拿

1. 蛙类　在捕拿蟾蜍时勿碰压耳侧的毒腺，以防毒液射入眼中。用左手将蛙握住，以中指、无名指和小指压住其左腹侧和后肢，拇指和食指分别压住右、左前肢，右手进行操作（图 1-9）。此法用于淋巴囊注射。毁脑和毁脊髓则用左手食指和中指夹持蛙或蟾蜍的头部，拇指和无名指小指握持双下肢，右手持刺针进行操作。也可用固定钉将蛙固定在蛙板上（图 1-9）。

破坏大脑和脊髓：左手握住蟾蜍，使其背部向上，用大拇指或食指使头前俯。右手持探针由头颅后缘的枕骨大孔处垂直刺入椎管。然后将探针改向前刺入颅腔内，左右搅动探针 2～3 次，捣毁脑组织。如果探针在颅腔内，应有碰及颅底骨的感觉。再将探针退回至枕骨大孔，使针尖转向尾端，捻动探针使其刺入椎管，捣毁脊髓。应注意将脊柱保持平直。针进入椎管的感觉是，进针时有一定的阻力，而且随着进针蟾蜍出现下肢僵直或尿失禁现象。若脑和脊髓破坏完全，蟾蜍下颌呼吸运动消失，四肢完全松软，失去一切反射活动。此时可将探针反向捻动，退出椎管。如蟾蜍仍有反射活动，

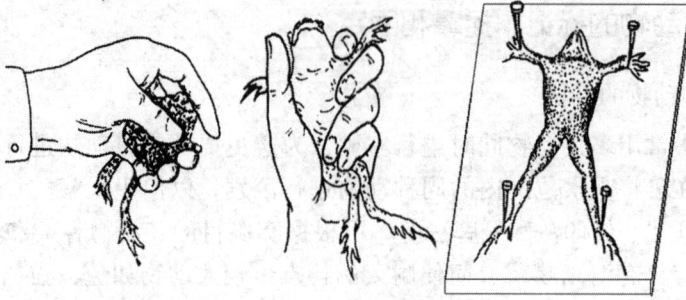

图1-9　蛙类的捉持和固定方法

说明脑和脊髓破坏不彻底，应重新破坏。

2. 小白鼠　可采取双手法和单手法两种形式捉持。

双手法：右手提起鼠尾，放在粗糙面上或鼠笼盖上，向后方轻拉鼠尾，趁其向前挣扎逃跑之际，迅速用左手食指和拇指捏住小白鼠的两耳及两耳间的头颈部皮肤（图1-10），翻转鼠体于手掌中，以左手无名指和小指压其尾根部于手掌尺侧，固定于手中。

单手法：用左手将小白鼠置于笼盖或粗糙面上，先用左手食指与拇指捏住鼠尾后用手掌尺侧及小指夹住尾根部，然后用左手拇指与食指捏住头颈部皮肤（图1-10）。

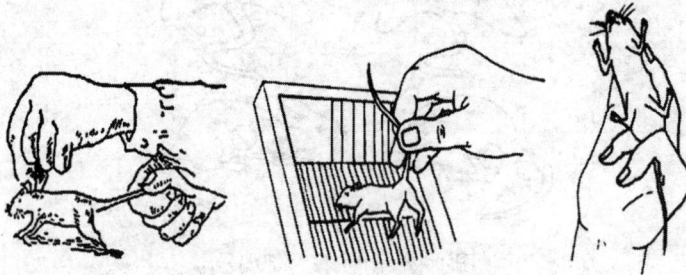

图1-10　小白鼠的捉拿方法

3. 大白鼠　与小鼠捉持方法相似，大白鼠牙齿锋利，容易激怒咬人，捉持时要防止被咬伤，左手应戴防护手套或用厚布盖住大鼠，先用右手抓住鼠尾，再用左手拇指和食指握住头部，其余手指与手掌握住背部和腹部（图1-11）。切勿用力过大，最好戴上防护手套（手套不宜过厚），抓取时切勿捏其颈部，以免用力过大、过久造成大鼠窒息死亡。

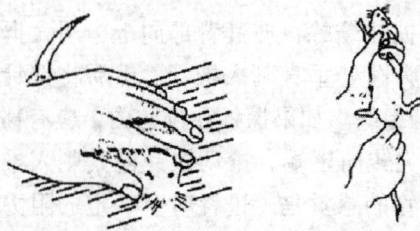

图1-11　大白鼠的捉持与固定方法

4. 家兔 用一只手抓住颈背部皮肤（抓的面积越大，其吃重点越分散），将兔轻轻提起，另一只手托住其臀部，使兔呈蹲坐姿势。切不可用手抓其双耳提起家兔（图 1 - 12）。

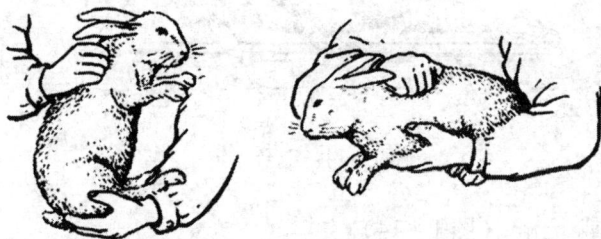

图 1 - 12 家兔的捉持和固定方法

5. 豚鼠 性情温顺不咬人，可用左手直接从背侧握持前部躯干，体重小者用一只手捉持，体重大者宜用双手，右手托住臀部或抓住两后肢（图 1 - 13）。

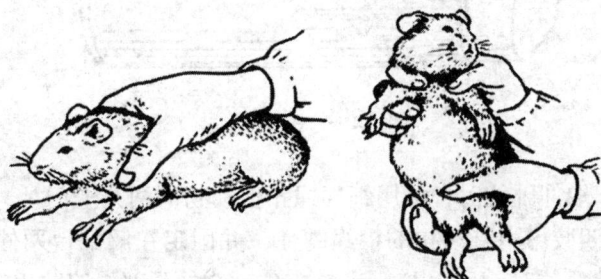

图 1 - 13 豚鼠的捉拿方法

（三）实验动物的固定

麻醉后需将动物固定在手术台上，以便手术、实验操作和记录。

1. 兔的固定

（1）用手固定 如须经口给药时，则应坐在椅上用一只手抓住兔颈背皮肤，另一只手抓住两后肢挟在大腿之间。大腿挟住兔的下半身，用空着的手抓住两前肢将兔固定。抓住颈背部的手，同时捏着两个耳朵，不让其头部活动，即可操作（图 1 - 12）。

（2）兔台固定 如需进行颈、胸、腹部手术或需要观察呼吸、血压时采用兔台固定。取家兔仰位，将棉绳的一端打活结套住四肢，另一端分别缚在手术台两侧的木桩上。绑缚左右两前肢棉绳从动物背部交叉穿过，再压住对侧前肢，分别缚在手术台两侧的木桩或铁柱上，两后肢直接固定于同侧的木桩上。进行头颅部手术时，取伏卧位，再将四肢固定即可。绑缚肢体的棉绳必须绑在腕踝关节的上方，以免滑脱（图 1 - 14）。

固定兔头时，将兔颈部放在兔头夹半圆形铁圈上，再将嘴套入可调铁圈内。适当套紧后旋紧螺旋，最后将兔头夹固定在实验台的铁柱上。无头夹时，可用一棉布带或棉绳，将兔的上门齿套住后，再系于铁柱上而将头部固定。目前多采用简易固定法，使动物仰卧位，常采用马蹄形固定器。先剪去两侧眶下一小块皮毛，露出颧骨突。用直径为 1 mm 转头转一小孔，将固定器两侧的尖头金属棒嵌入小孔中，再调节固定器中间的金属棒，使其尖端嵌在两上门齿的牙缝之间. 将中间的铁柱上提（或放低），则可

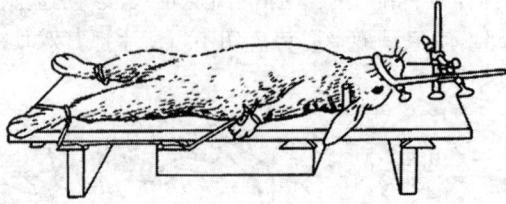

图 1 – 14　兔台固定

使动物头部上仰（或下俯）（图 1 – 14）。

（3）兔盒固定　如仅须做耳缘静脉注射或取血，可使用兔盒固定（图 1 – 15）。

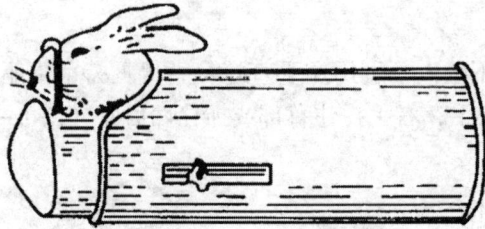

图 1 – 15　兔盒固定

2. 鼠的固定　取仰卧位时，可用细棉绳扣住动物的两只上门牙，再固定于鼠解剖台头端的小钉上。四肢均用有活扣的棉绳缚住，并固定在解剖台两侧的木槽内（两前肢不需交叉）。取伏卧位时，可用 U 形和夹夹住动物的颈部，四肢用棉绳绑在解剖台两侧的木槽内。

3. 蛙的固定　用大头针或图钉或蛙腿钉将蛙四肢钉在蛙板上即可（图 1 –9）。

三、实验动物的给药途径及方法

可根据动物种类、实验目的和药物而定，常用的方法简介如下。

（一）经口给药

有口服与灌胃两种方法。口服法可将药物放入饲料或溶于饮用水中，使动物自行摄取。为保证剂量准确，应使用灌胃法，适用于小白鼠、大白鼠及家兔等动物。

1. 小鼠　左手捉持小鼠，使头部朝上，颈部拉直，腹部朝向操作者，右手持灌胃管，从口角一侧插入口腔，然后旋转灌胃器使之于食管方向一致，再从舌面上紧沿上额壁随其吞咽动作轻轻插入食管，稍感有阻力时（大约灌胃管插入 2～3cm），相当于食管过膈肌的部位（从口角至前肢的长度）。可缓慢推动注射器，进行灌胃（图 1 – 16）（若注射器推动困难，遇到阻力，应拔出重插，否则会穿透器官壁误入气管，可使小鼠死亡）。注药后轻轻拔出灌胃器，一次给药量为 0.1～0.3 ml/10 g。一般将灌胃器插入小鼠 2～3 cm

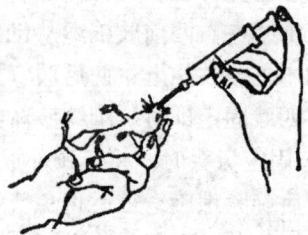

图 1 – 16　小鼠的灌胃方法示意图

（自口角至前肢的距离），大鼠或豚鼠4~6 cm后可将药物注入。常用的灌胃量小鼠为0.2~1 ml，大鼠1~4 ml，豚鼠为1~5 ml。

2. 大鼠　用左手捉持法握住大鼠（若两人合作时，助手捉持大鼠用右手抓住后肢和鼠尾），灌胃方法与小鼠相类似，仅采用安装在5~10 ml注射器上的金属灌胃管（长6~8cm，直径1.2 mm，尖端为球状的金属灌胃管）。一次投药量为1~2 ml/100g体重。

3. 家兔　固体剂型药的口服法与豚鼠基本相同。液体剂型药物灌胃法需两人合作。一人坐好，两腿将兔身及下肢夹住，左手抓住两耳，右手抓住双前肢，固定家兔。另一人将兔开口器横插于兔口中，缓缓旋转开口器，压下兔舌并固定之。取8号导尿管经兔开口器中央小孔沿上额壁慢慢插入食管（图1-17）约15~18 cm，将导尿管端口置于清水杯中，若有气泡冒出，则说明误入气管，应拔出重插，若无气泡冒出，说明导尿管在食管内。此时用注射器由导尿管灌入需要量药液，灌胃量一般为10 ml/kg。再用3~5 ml清水冲洗导尿管，以冲洗残余药液保证给药剂量的准确。灌毕，缓缓抽出导尿管、取出开口器。

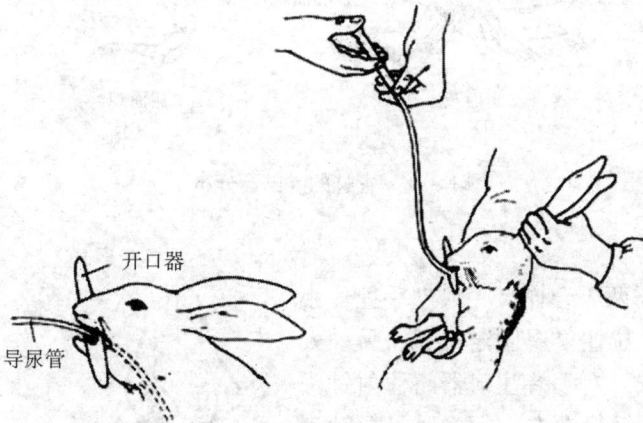

开口器

导尿管

图1-17　家兔的灌胃方法

4. 豚鼠

（1）口服（适用于固体剂型药物）　把豚鼠放在金属网上，以左手掌从背部握住豚鼠的头颈部而固定之，以拇指和食指压迫其口角部使口张开。用镊子夹住药物，放进豚鼠舌根部的凹处，使其迅速闭口而咽下。当证实药物被咽下后即可放开豚鼠。

（2）灌胃（适用于液体剂型药物）

① 助手以左手从动物的背部把后腿伸开，并把腰部和后腿一起固定，用左手的拇指和食指捏住两前腿固定之。实验者以右手所持的豚鼠用灌胃管沿动物上额壁滑行插入食道，进而插入胃内，再给药。

② 用木或竹制开口器，把导尿管或直径1cm尼龙管经开口器中央的孔插入胃内给药。

上述两种方法皆需稍回抽一下注射器的内拴，证实注射器内无空气时，再慢慢注入药液，最后注入生理盐水1~2ml，冲尽管内药液，保证剂量的准确。

各种动物一次灌胃能耐受的最大容积根据体重大小而不同：小鼠为 0.5 ~ 1.0ml，大鼠为 3 ~ 7ml，豚鼠为 4 ~ 6 ml，家兔为 80 ~ 150ml。

（二）注射给药法

淋巴囊内注射：蛙及蟾蜍皮下有多个淋巴囊（图 1 - 18），对药物易吸收。一般将药物注射于胸、腹或股淋巴囊。因其皮肤较薄，为避免药液从针眼中漏出，故做胸部淋巴囊注射时，针头由口腔底部穿下颌肌层而达胸部皮下；做股部淋巴囊注射时，应从小腿皮肤刺入，通过膝关节而达大腿部皮下。注入药液量一般为 0.25 - 0.5ml。

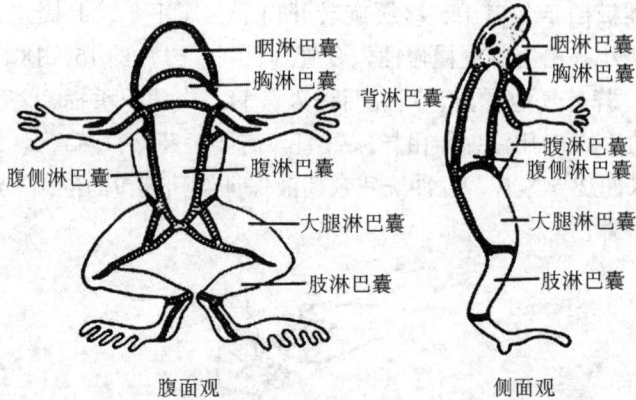

图 1 - 18　青蛙的淋巴囊分布

1. 皮下注射

（1）小鼠　需两人合作，一人左手捏住小鼠头部皮肤，右手拉住鼠尾固定小鼠；另一人左手捏起背部皮肤，右手持注射器将注射针头刺入皮下，把针尖轻轻向左右摆动，易摆动表示已刺入皮下，然后注射药物。拔针时，以左手捏住针刺部位片刻或旋转针头，以防止药物外漏（图 1 - 19）。注射药量为 0.1 ~ 0.3ml/10 g 体重。

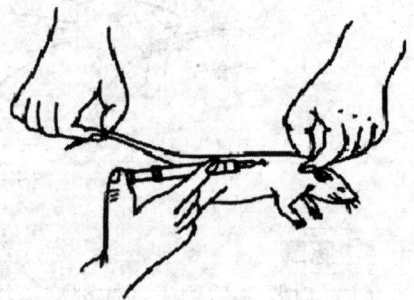

图 1 - 19　小鼠皮下注射法

（2）大鼠　与小鼠皮下注射方法基本相同，注射部位为背部或大腿内侧皮下。一次注射药量为小于 1.0 ml/100 g 体重。

（3）豚鼠　注射方法与小鼠基本相同，注射部位选用大腿内侧面、背部、肩部等皮下脂肪少的部位。通常在大腿内侧面注射。

（4）兔　左手将兔背部皮肤提起，右手持注射器，针尖刺入皮下松开左手，进行注射。

2. 皮内注射
先将注射部位剪去毛，酒精消毒。提起注射部位的皮肤，注射针沿皮肤表浅层刺入，注射药液，这时注射处出现白色小皮丘。大鼠、豚鼠一般选背部或腹部皮内。

3. 肌内注射
豚鼠、家兔选择两侧臀部和股部肌内注射。在固定动物后，注射器与肌肉成60°～90°角，一次刺入肌内注射，但应避免针刺入肌肉血管内。注射完后轻轻按摩注射部分，以助药物吸收。小鼠、大鼠、豚鼠因肌肉较小，较少采用肌内注射，若有必须，以股部肌肉较适宜，用药量不宜过大，特别是小鼠，每侧不宜超过0.1ml。

4. 腹腔注射

（1）小鼠 以左手捉持小鼠，腹部向上，头部下倾，右手持注射器，以30度角在下腹部左侧或右侧（腹股沟处）向头端刺入腹腔。注意刺入腹腔时有落空感，刺入不可太深，以免伤及内脏。向前推进3～5mm，即可轻轻注射药液. 小鼠的一次注射量为0.1～0.2ml/10g体重（图1－20）。为保证给药剂量准确，注射完毕后旋转针头1周封口，以免药液外流。

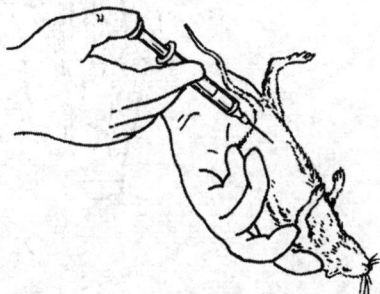

图1－20 小白鼠的腹腔注射方法

大鼠腹腔注射与小鼠相同. 注射量为1～2ml/100g体重。

（2）豚鼠、家兔 豚鼠腹腔注射部位同小鼠。家兔在下腹部近腹白线左右两侧约1cm处注射为宜。

5. 静脉注射

（1）大鼠和小鼠 一般采用尾静脉注射，将小鼠和大鼠置于固定器内，或倒扣于烧杯内，使尾巴露出，于45～50℃的温水中浸泡或用75%的酒精棉球擦之，使血管扩张。左手捏住鼠尾，右手持注射器，选择鼠尾两侧静脉（中间两条血管为动脉）扩张最明显者，使针头与鼠尾呈3°～5°角（几乎与鼠尾平行）刺入血管，推入药液。注意刺入应从近尾尖部刺入，以便以后多次给药。注射时若出现隆起的白色皮丘，说明未注入血管，应重新向尾根部移动注射。一次注射量小鼠为0.05～0.1ml/10g体重（图1－21）。注射完毕，用棉球按压穿刺点止血。亦可将大鼠麻醉后从股静脉（切开皮肤，暴露静脉）和舌下静脉注射。

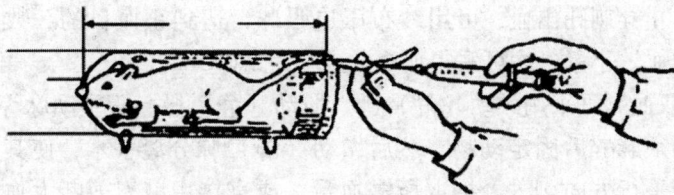

图1－21 小白鼠尾静脉注射

（2）豚鼠 一般用前肢皮下或外颈静脉注射，也可从后肢小隐静脉注射。接近下部比较容易刺入静脉。注射量一般不超过2ml。

（3）家兔 一般采用耳缘静脉注射。将家兔置于固定箱内，头露在外面。可用酒精棉球涂擦耳部边缘静脉，或用电灯泡烘烤兔耳使血管扩张。以左手食指和中指夹住兔耳尖部，无名指和小指在兔耳下作垫固定兔耳，右手持注射器，从静脉远端将针头经皮下刺入血管，回抽针栓，若有回血说明在血管内，可推注药液。若注射时若无阻力或发白隆起现象，说明针头在血管内，注射完毕，用消毒棉球按压针眼，拔去针头，继续压迫数 2 分钟止血（图 1 - 22）。

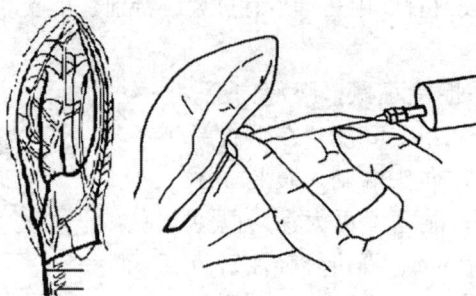

图 1 - 22　兔耳缘静脉注射示意图

四、实验动物的取血方法

（一）大鼠、小鼠

1. 尾部取血　可采用针刺尾静脉和剪尾尖两种方法。

（1）针刺尾静脉　先固定动物，用酒精棉球消毒尾部，然后对准尾尖部向上数厘米处的静脉用注射针刺入后立即拔出。采血后用局部压迫、烧烙等方法进行止血。

（2）剪尾尖　将动物固定或麻醉后，露出鼠尾，将尾巴置于 45℃ ~ 50℃ 热水中浸泡数分钟，使血管扩张。擦干鼠尾后，将尾尖剪去 1 ~ 2mm（小鼠）或 5mm（大鼠）。从尾根部向尾尖部按摩，血即从断端流出。

2. 眼部取血　可采用眼球后静脉丛取血法。用 7 号针头连接 1ml 的注射器或 10ml 长玻璃管（一端烧制拉成直径 1 ~ 1.5mm 的毛细管）。取血时左手抓住鼠两耳之间的皮肤使头固定，轻轻压迫颈部两侧，阻碍头部静脉回流，使眼球充分外突，球后静脉丛充血。右手持注射器或玻管，将其插入内眦部，向眼底方向旋转插入。插入深度：小鼠为 2 ~ 3mm，大鼠为 4 ~ 5mm。因血压关系，血液自动流入管内，拔出针头或玻管，放松左手。为防止穿刺孔出血，可用纱布压迫眼球，达到止血目的。数分钟后可在同一穿刺孔重复取血。小鼠一次可采得血 0.2ml，大鼠 0.5ml。

3. 大血管取血　可采用颈动（静）脉、股动（静）脉、腹主动脉等方法取血。在这些部位取血均须麻醉后固定动物，然后做动（静）脉分离手术，使其充分暴露，用注射器沿大血管平行方向刺入，抽取所需血量。或直接用剪刀剪断大血管吸取，但切断动脉时，要防止血液喷溅。

4. 心脏取血　先将动物仰卧固定，左手食指在左侧第 3 ~ 4 肋间触到心尖搏动最强处，右手用连有针头的注射器在此穿刺。由于心脏跳动血液进入注射器。小鼠约 0.5 ~ 0.6ml，大鼠约 0.8 ~ 1.2 ml。

5. 断头取血　这需要二人配合操作，采血者用左手将大（小）鼠的头颈部握紧，右手抓住躯干和后肢，将颈部暴露。助手用剪刀将鼠颈剪断（用力要大），采血者应迅速将大（小）鼠倒置，让血滴入容器。此方法用于实验结束后血液采集量大时。

（二）豚鼠

1. 耳缘剪口采血 将耳消毒后，用锐器割破耳缘，在切口边缘涂抹 20％枸橼酸钠溶液，阻止血凝，则血可自切口自动流出，进入盛器。操作时，使耳充血效果较好。此法能采血 0.5ml 左右。

2. 心脏采血 取血前应探明心脏搏动最强部位，通常在胸骨左缘的正中，选心跳最明显的部位作穿刺。针头宜稍细长些，以免发生手术后穿刺孔出血。因豚鼠身体较小，一般可不必将动物固定在解剖台上，而可由助手握住前后肢进行采血。成年豚鼠采血量应≤10ml。

3. 股动脉采血 将动物仰位固定在手术台上，减去腹股沟区的毛，麻醉后局部用碘酒消毒。切开长约 2～3cm 的皮肤，使股动脉暴露及分离，然后用镊子提起股动脉，远端结扎，近端用止血钳夹住，在动脉中央剪一小孔，用无菌玻璃小导管或聚乙烯、聚四氟乙烯管插入，放开止血钳，血液既由导管流出。一次可采血 10～20ml。

4. 背中足静脉取血 固定动物，将其右或左后关节伸直，将动物脚背面用酒精消毒，找出背中足静脉后，一手拉住豚鼠的趾端，一手用注射器刺入静脉。拔针后立即出血，呈半球状隆起。采取后应压迫止血。

（三）家兔

1. 耳部取血 可采用耳缘静脉或耳中央动脉取血。首先拔去血管表面皮肤的毛，轻揉兔耳或用酒精涂抹皮肤使血管扩张。用注射器可从耳中央动脉抽取数毫升血。也可用针头刺破耳缘静脉末梢取血。

2. 大血管取血 可采用颈静脉、股静脉和后肢小隐静脉取血。

（1）颈静脉和股静脉取血 首先麻醉做血管分离术。然后用注射器沿血管方向刺入抽取血液。

（2）后肢小隐静脉取血 首先使动物仰卧然后固定，在小腿上端扎橡皮管，小腿外侧皮下可见充盈的静脉，经皮穿刺可以取血。

3. 心脏取血 在第三肋间胸骨左缘 3mm 心脏搏动最强处，将针头垂直刺入心脏，血即进入注射器。一次可取血 20～25ml。

五、实验动物的麻醉及处理

麻醉是为了在实验或手术过程中减少动物的疼痛，保持其安静。麻醉药的种类繁多，作用原理不尽相同，应用时需根据动物的种类以及实验或手术的性质，慎重选择。

麻醉药的选择

进行在体动物实验宜用清醒状态的动物，这样将更接近生理状态。但在一些急、慢性实验中，施行手术前或实验时为了消除疼痛或减少动物挣扎而影响实验结果，必须对动物进行麻醉，以利于实验顺利进行。麻醉药的种类较多，作用原理也各有不同，它们除能抑制中枢神经系统外，还可引起其他生理功能的变化。理想的麻醉药应具备下列三个条件：①麻醉完善，实验过程中动物无挣扎或鸣叫现象，麻醉时间大致满足实验要求；②对动物的毒性及所观察的指标影响最小；③使用方便。麻醉药需根据动物的种类和不同实验手术的要求选择，麻醉必须适度，过浅或过深都会影响手术或实验的进程和结果。

常用麻醉有下列两种形式：

（一）局部麻醉

常用 5～10g/L 普鲁卡因，动物实验中多采用局部皮下浸润麻醉。剂量按所需麻醉面积的大小而定，一般不超过 50mg/kg。

（二）全身麻醉

1. 麻醉方式

（1）注射麻醉

①静脉注射　是全身麻醉的一种常用方法，也是常用的给药方法。这种方法对装注射器的要求是，针头缺口与注射器刻度在同一个方向上，这样当针头刺入静脉血管时，其缺口与注射器刻度都朝上以利于注射药液顺利进入血管，也便于观察注射剂量与速度。但注射部位因动物种类而异：

家兔：常取耳缘静脉为注射部位。耳缘静脉沿耳背内侧行走。首先剪毛，使血管显现，然后用左手中指和食指夹住兔耳根部，拇指和无名指捏住耳尖；右手持注射器，针头与血管成 20°角从耳尖部进针。兔耳皮肤薄，耳缘静脉表浅，因此进针不能太深，以免刺破血管。

大白鼠和小白鼠：可取尾静脉注射。鼠尾背侧及两侧共有四根血管，腹侧为动脉，其余为静脉。注射时，宜先用鼠固定器固定鼠体，让鼠尾露出。宜选用 4 号针头，选择最粗的一根血管刺入。

②腹腔注射　与静脉注射相比，腹腔注射操作简便易行。狗、兔等较大动物腹腔内注射时可由助手固定动物，使腹部朝上，然后在后腹部外侧约 1/3 处进针，判断针头确在腹腔内，即可注入药物。大、小白鼠腹腔内注射麻醉一人操作即可。操作者事先用注射器抽取麻醉药，左手拇指与食指捏住鼠耳及头部皮肤，无名指与小指夹住鼠尾，腹部朝上固定于手掌间，右手持注射器从后腹部朝头的方向刺入，回抽，判断针头确在腹腔内，即可注射药液。腹腔注射麻醉药物由肠系膜吸收入血，经门经静脉入肝再进入心脏，然后才能到达中枢神经系统。因此，麻醉作用发生慢，有一定程度的兴奋期，麻醉深度不宜控制，只有静脉注射麻醉失败后才采用。

注射时应注意：①进针角度因动物大小而有所不同，较大动物针头可与腹壁垂直；鼠类宜使针头与腹壁成 30°角；②一定要回抽，若回抽到血液、粪便、尿液表示针头已刺入脏器，必须拔出重刺；③所用针头不宜太大，以免注射后药液自针孔等流出。注射后旋转针头封口后拔出，以免药液流出。

③皮下注射　是常用的局部麻醉方法。这种方法是在手术前，用 2ml 注射器套上 6 号针头将局部麻醉药（普鲁卡因）注入手术部位的皮下，使药液扩散，即可手术。

④肌肉注射　常用于鸟类。取胸肌注射药液。

⑤淋巴囊注射　两栖动物全身有数个淋巴囊，注射麻醉药液易吸收，发生麻醉作用较快。在所有淋巴囊中，以腹部和头部最常用。

（2）吸入麻醉　小鼠、大鼠和家兔常用乙醚吸入麻醉。用 5～10ml 乙醚浸过的脱脂棉或纱布铺于麻醉用的容器内，最好为透明容器，以便观察，将观察动物置于容器内，容器加盖。约 20~30 秒动物进入麻醉状态，然后可将一大小合适的烧杯内放入适量的乙醚棉球后，套于实验动物的头部，再进行实验操作，可延长麻醉时间。

2. 麻醉效果的观察

动物的麻醉效果直接影响实验的进行和实验结果。如果麻醉过浅，动物会因疼痛而挣扎，甚至出现兴奋状态，呼吸心跳不规则，影响观察。麻醉过深，可使机体的反应性降低，甚至消失，更为严重的是抑制延髓的心血管活动中枢和呼吸中枢，使呼吸、心跳停止，导致动物死亡。因此，在麻醉过程中必须善于判断麻醉程度，观察麻醉效果。判断麻醉程度的指标有：

（1）呼吸 动物呼吸加快或不规则，说明麻醉过浅，可再追加一些麻药，若呼吸由不规则转变为规则且平稳，说明已达到麻醉深度。若动物呼吸变慢，且以腹式呼吸为主，说明麻醉过深，动物有生命危险。

（2）反射活动 主要观察角膜反射或睫毛反射，若动物的角膜反射灵敏，说明麻醉过浅；若角膜反射迟钝，麻醉程度合适；角膜反射消失，伴瞳孔散大，则麻醉过深。

（3）肌张力 动物肌张力亢进，一般说明麻醉过浅，全身肌肉松弛，麻醉合适。

（4）皮肤夹捏反应 麻醉过程中可随时用止血钳或有齿镊夹捏动物皮肤，若反应灵敏，则麻醉过浅；若反应消失，则麻醉程度合适。

总之，观察麻醉效果要仔细，上述四项指标要综合考虑，在静脉注射麻醉时还要边注入药物边观察。只有这样，才能获得理想的麻醉效果。

3. 几种常用的麻醉药及其用法 见表 1-4。

（1）氨基甲酸乙酯（乌拉坦） 常用于兔、狗、猫、蛙类等动物。本药易溶于水，常配成 20% 或 25% 的注射液，注射时应先快后慢，一次给药可维持 4~5 小时，麻醉过程较平稳，动物无明显挣扎现象，但动物苏醒慢，麻醉深度和使用剂量较难掌握。

（2）巴比妥类 用于动物实验的主要有三种：苯巴比妥钠，硫喷妥钠，戊巴比妥钠。其中最常用的是戊巴比妥钠，常配成 3~5% 的注射液，此药作用发生快，持续时间 3~5 小时。对动物的呼吸和循环功能无影响。配制方法：戊巴比妥钠 3~5g 加入 95% 酒精 10ml，加温助溶（不可煮沸）后，再加入 0.9% 的氯化钠溶液至 100ml。静脉注射时，前 1/3 剂量可快速注射，以决速渡过兴奋期，后 2/3 剂量则应缓慢注射，并密切观察动物的肌紧张状态，呼吸频率和深度及角膜反射。动物麻醉后常因麻醉药的作用以及肌肉松弛和皮肤血管扩张而致使体温缓慢下降，所以应设法保温，使肛温保持在 37 ℃ 以上。

（3）氯醛糖 为水合氯醛的衍生物 此药溶解度小，常配成浅水溶液，使用前需在 50 ℃ 水浴锅中加热使其全部溶解，但不宜直接加接，更不能煮沸，以免影响药效。加温后不宜久置，以免沉淀而失效。配制时若加入适量硼砂，可提高其溶解度和稳定性。一般称氯醛糖 1 g，硼砂 2g，加水至 100ml。本药安全范围大，可持久浅麻醉，对自主神经中枢无明显抑制作用，对痛觉的影响亦小，故特别适用于要求保留生理反射（如心血管反射）的研究或神经系统反应的实验。

（4）普鲁卡因 局部注射麻醉药。手术前，常用 1% 或 2% 水溶液注入手术部位皮下或肌内，阻断神经纤维的传导，提高感受器官的感觉阈值，因而能够耐受手术操作。

（5）乙醚 吸入性麻醉药，可用于各种动物，尤其是时间短的手术或实验，吸入后20~30s开始发挥作用。其特点是：麻醉深度易掌握、较安全、麻醉后苏醒快，但麻醉时有明显的兴奋现象，且对呼吸道黏膜有较强的刺激分泌作用，使黏液分泌增加，且阻塞呼吸道而发生窒息。乙醚为无色、易挥发，为有刺激性气味的液体，易燃易爆，在光和空气作用下，可生成乙醛或过氧化物而呈较大毒性，因此开瓶后不能久置。

（6）水合氯醛（水合三氯乙醛）　为无色晶体，水合氯醛易吸收空气中的水分而潮解。水合氯醛可用蒸馏水配制，如采用腹腔注射方法麻醉，需作无菌处理，或使用无菌的生理盐水配制。注射常用浓度为10%。配制时用灭菌容器，加入所需的溶媒煮沸15min。待冷至60~80℃时，加入所需的水合氯醛，充分振荡，使药品充分溶解，经无菌过滤后应用。药液配成放置时间过长效价会降低，需要采用棕色瓶或者是避光的玻璃瓶保存，应在2~3天内用完，不可久存。

表1-4　常用注射麻醉药物的剂量与给药途径

药品名称	给药途径	剂量（mg/kg 体重）				
		狗	猫	兔	大白鼠	小白鼠
戊巴比妥钠	iv	25~35	25~35			40~70
	ip	25~35	25~35	25~40	40-50	40~70
	im	34~40				
苯巴比妥钠	iv	80~100	80~100	100~160		
	ip	80~100	80~100	150~200		
硫喷妥钠	iv		20~30	30~40		
	ip	20~30	50~60	60~80		
氯醛糖	iv	100	50~70	60~80	50	50
	ip	100	60	80~100	60	60
氨基甲酸乙酯	iv		2000	1000	1250	1250
	ip	1000~2000	2000	1000		
	sc		2000	1000~2000	1000~2000	1000~2000
氨基甲酸乙酯 +氯醛糖	iv	400~500	100+10	100+10		
	ip	+40~50				
水合氯醛	iv	100~150	100~150	50~70慢		
	ip				400	400
	sc 或灌肠	250-300	250-300	1000		

4．各种动物的麻醉方法

（1）小白鼠　根据需要选用吸入麻醉或注射麻醉。注射麻醉时多采用腹腔注射法。

（2）大白鼠　多采用腹腔麻醉，也可用吸入麻醉。

（3）豚鼠　可进行腹腔麻醉，也可将药液注入背部皮下。

（4）家兔　多采用耳缘静脉麻醉。注射麻醉药时应先快后慢，并密切注意家兔的呼吸及角膜反射等变化。

5．麻醉动物时的注意事项　不同动物个体对麻醉药的耐受性是不同的。因此在麻醉过程中，除参照上述一般药物用量标准外，还必须密切注意动物的状态，以决定麻醉药的用量。麻醉的深浅可根据呼吸的深度和快慢、角膜反射的灵敏度、有无四肢和腹壁肌肉的紧张性以及皮肤夹捏反应等进行判断。当呼吸突然变深变慢、角膜反射的灵敏度明显下降或消失、四肢和腹壁肌肉松弛、皮肤夹捏无明显疼痛反应时，应立即停止给药。静脉注药时应坚持先快后慢的原则，避免动物因麻醉过深而死亡。麻醉过深时，最易观察到的是呼吸减慢甚至停止，但仍有心跳。此时应立即进行人工呼吸。可用手有节奏地压迫和放松胸廓，或推压腹腔脏器使膈上、下移动，以保证肺通气，与此同时迅速做气管切开，并插入气管套管，连接人工呼吸机以代替徒手人工呼吸，直至主动呼吸恢复。还可给予苏醒剂以促进恢复，常用的苏醒剂有咖啡因（1mg/kg）、尼可刹米（2~5 mg/kg）和洛贝林（0.3~1 mg/kg）等。心跳停止时应进行心脏按摩，注射温热生理盐水和肾上腺素。实验过程中如麻醉过浅，可临时补充麻醉药，但一次补充剂量不宜超过总量的1/5。

1. 人工呼吸 用双手按压动物胸廓进行人工呼吸。如有电动人工呼吸器，可行气管插管后，再连接人工呼吸器进行人工呼吸。一旦动物恢复自主呼吸，即可停止人工呼吸。采用人工呼吸器时，应调整其容量：大鼠为 50/ min，每次 8ml/kg，即 400ml/（kg·min）；兔为 30/ min，每次 10ml/kg，即 300ml/（kg·min）。

2. 针刺 针刺人中穴对抢救家兔效果较好。

3. 注射强心剂 可以静脉注射 0.1 % 肾上腺素 1ml，必要时直接做心脏内注射。肾上腺素具有加强心肌收缩力，使心肌收缩幅度增大与加速房室传导速度，扩张冠状动脉，增强心肌供血、供氧及改善心肌代谢，刺激高位及低位心脏起搏点等作用。

当动物注射肾上腺素后，如心脏已搏动但极为无力时，可从静脉或心腔内注射 1 % 氯化钙 5ml。钙离子可兴奋心肌紧张力，而使心肌收缩加强，血压上升。

4. 注射呼吸中枢兴奋药

（1）可从动物静脉一次注射 25 % 尼可刹米 1ml。此药可直接兴奋延髓呼吸中枢，使呼吸加速加深；对血管运动中枢的兴奋作用较弱。在动物抑制情况下作用更明显。

（2）可从动物静脉一次注射 1% 山梗茶碱 0.5ml。此药可刺激颈动脉体的化学感受器，反射性地兴奋呼吸中枢；同时此药对呼吸中枢还有轻微的直接兴奋作用。作为呼吸兴奋药，它比其他药作用迅速而显著。呼吸可迅速加深加快，血压亦同时升高。

5. 动脉快速注射高渗葡萄糖液 一般常采用经动物股动脉逆血流加压、快速、冲击式地注入 40% 葡萄糖溶液。注射量根据动物而定，如狗可按 2~3ml/kg 体重计算。这样可刺激动物血管内感受器，反射性地引起血压呼吸的改善。

（二）实验动物的处死方法

1. 颈椎脱臼 常用于小白鼠，术者左手持镊子或用拇指，食指固定鼠头后部，右手捏住鼠尾，用力向后上方牵拉，听到鼠颈部喀嚓声即颈椎脱位，脊髓断裂，鼠瞬间死亡。

2. 断头、毁脑 常用于蛙类。可用剪刀剪去头部，或用金属探针经枕骨大孔破坏脑和脊髓而致死。大鼠和小鼠也可用断头法处死，术者需戴手套，两手分别抓住鼠头与鼠身，拉紧并暴露颈部，由助手持剪刀，从颈部剪断鼠头。

3. 空气栓塞 术者用 50~100ml 的注射器，向静脉血管迅速注入空气，气体栓塞大血管和心脏而至动物死亡。使家兔致死的空气量为 10~20ml。

4. 大量放血

（1）鼠可用摘除眼球，从眼眶动静脉大量放血而致死。

（2）家兔可在麻醉状态下切开颈部，分离出颈总动脉，用止血钳或动脉夹夹闭两端，在其中间剪断血管后，缓慢打开止血钳或动脉夹，轻压胸部可迅速放出大量血液，动物立即死亡。

七、常用实验动物年龄、健康判定、个体选择、性别辨认

动物年龄、性别、健康情况及个体差异对实验结果往往有直接影响。因此，不同实验对这些条件有具体的要求，一般来说，最好做到性别相同、年龄一致或接近、个体状态大致相同的健康活泼动物作为实验对象，随机分回到实验组和对照组。

（1）哺乳类动物健康的一般判定法

①一般状态　喜活动、喜吃食，眼睛有神，反应灵活，发育良好。

②毛发　皮毛柔软而有光泽，无脱毛、蓬乱现象。

③腹部　不膨大、无腹泻（肛门周围无稀便或分泌物污染）。

④其他　瞳孔清晰、结膜不充血，鼻端湿而惊。皮肤无破伤、感染等。

（2）动物年龄的判断

不同的实验对动物年龄有不同的要求，一般情况下，常采用发育成熟的青壮年动物。实验动物只有记录出生日期，才能准确计算年龄；这在一般实验室往往做不到，因而必须根据动物的某些生理特征和体重判定它们的年龄。

①家兔　大耳白兔年龄与体重的关系见表1-4。

表1-4　大耳白兔年龄与体重的关系

年龄（天）	雄性体重（g）	雌性体重（g）	年龄（天）	雄性体重（g）	雌性体重（g）
30	510	530	210	3200	3510
60	1180	1170	240	3400	3990
90	1710	1790	270	3500	4240
120	2380	2370	300	3630	4380
150	2650	2880	330	3660	4460
180	2890	3150	360	3730	4550

②小白鼠　小白鼠年龄与体重的关系见表1-5。

表1-5　小白鼠年龄与体重的关系

年龄（天）	体重（g）	年龄（天）	体重（g）
10	4		
20	8	70	25
30	14	80	27
40	18	90	28
50	22	100	30
60	24	120	30

（3）实验动物性别的识别

对某些实验，性别的影响不大，可以雌雄搭配，混合应用。对另些实验，性别对于实验结果有影响，则需要选择。例如：骨折愈合受雌鼠动情期影响，因此疾病模型选用雄鼠。

①小鼠、大鼠的性别识别　根据外生殖器（阴蒂或阴茎）与肛门之间的距离来判定这些动物新生仔的性别，一般间隔短的是雌性，外生殖器阴茎与阴蒂大，但是对此

判别要有一定经验，成熟期雌性有阴道口，雄性有隆起的阴囊和阴茎（图 1 - 23）。

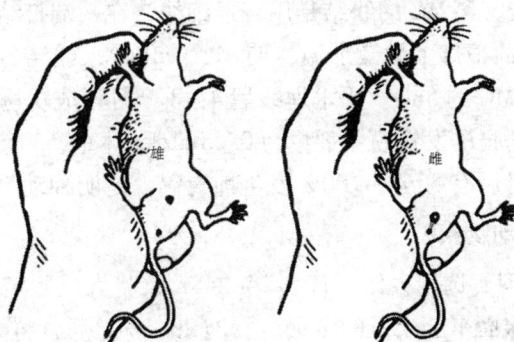

图 1 - 23　小鼠、大鼠的性别识别

　　②豚鼠的性别识别　豚鼠的妊娠时间比较长，产下仔鼠有被毛，眼睛能睁开，有恒齿新生仔的性别也容易通过外生殖器的形态来判定。雌性外生殖器阴蒂突起比较小，用拇指按住这个突起，其余指拨开大阴唇的被樱，可看到阴道口，但是一定要注意，豚鼠的阴道口除发情期以外有团镀膜关闭着。雄性外生殖器处有包皮覆盖的阴茎的小隆起，用拇指轻轻按住包皮小突起的基部，龟头突出容易判别。

　　③兔子的性别识别　新生仔兔的性别判定比大鼠等困难。雌雄是根据肛门和尿道开口部之间的距离以及尿道开口部的形态来判别，肛门和尿道开口部之间的距离，雄性的是雌性的 1.5 ~ 2 倍。手指按压靠近尿道开口处的下腹部，雌性肛门和尿道开口部之间的距离不明显伸长，尿道开口依然指向肛门方向，雄性则距离明显伸长，尿道开口与肛门相反的方向。尿道开口部的形状，雌的是裂缝，细长形，雄的则是圆筒形。成年兔根据雌性阴道口的存在及雄性阴囊部膨胀和阴茎的存在相区别。

八、常见人类疾病动物模型

（一）肿瘤动物模型

1. 肝癌　建立肝癌动物模型的方法如下。

（1）用二乙基亚硝胺（DEN）诱发大鼠肝癌　选用成年封闭群大鼠，雌雄不限，给予 0.25% DEN 水溶液 0.25 ~ 1ml 灌胃或稀释 10 倍，放在饮水瓶中自由饮水，剂量为每天 2 ~ 10ml/kg 喂养半年左右。

（2）用 4 - 二甲基氨基偶氮苯（DBA）诱发大鼠肝癌　选用成年大鼠，用含 0.06% DBA 饲料喂养，饲料中维生素 B2 不应超过 1.5 ~ 2mg/kg，连续喂养 4 ~ 6 个月。

（3）用 2 - 乙酰氨基酸（2AAF）诱发大鼠肝癌　给成年大鼠喂含 0.03% 2AAF 的饲料，每日每只平均 2 ~ 3mg，连续 3 ~ 4 个月。

（4）用亚氨基偶氮甲苯（OAAT）诱发大鼠肝癌　选用成年大鼠，用含 1% OAAT 苯溶液涂在大鼠的两胛间皮肤上，隔日 1 次，每次 2 ~ 3 滴，连续 7 ~ 8 周。

（5）用黄曲霉素诱发大鼠肝癌　饲料中含 0.001 ~ 0.015mg/kg 混入饲料中喂 6 个月。

2. 胃癌　制备胃癌动物模型的方法如下。

（1）甲基胆蒽（MC）诱发小鼠胃癌　20g左右的小鼠，无菌手术下，在腺胃黏膜面穿挂含甲基胆蒽线结。含MC的线结是用普通细线，在一端打结后，将线结置于盛有MC小玻璃试管内，在酒精灯上微微加温，使MC液化渗入线结，MC浓度为0.05%~0.1%，每条线结含有MC约5mg。手术埋线后4~8个月可成功诱发胃癌。

（2）用不对称亚硝胺诱发胃癌　剂量为0.25ml/kg体重，3个月后全部动物发生前胃乳头状癌，7~8个月后有85%~100%发生前胃癌。昆明种动物最敏感。

（二）消化性溃疡动物模型

1. 应激性溃疡模型　选用大鼠，禁食24~48h，将大鼠固定在鼠板上，垂直浸入20~23℃的水浴中，水面平至大鼠的剑突。浸泡20~24h后，将大鼠处死，打开腹腔，先结扎幽门，再用注射器将1%的福尔马林8~10ml从食管注入胃内，结扎贲门，取出全胃，30min后沿胃大弯剖开，便可见溃疡。此法方便简单，成功率高，是研究抗溃疡药物的常用模型。

2. 组胺性溃疡模型　选用大鼠，禁食24h可以饮水，腹部皮下注射磷酸组胺50mg/kg，2h后再注射1次，3h后处死动物，按上述方法固定胃。此法也可诱发食管、胃、十二指肠等发生溃疡。是研究溃疡发生机制及治疗药物的常用模型。

3. 水杨酸性胃溃疡模型　选用大鼠，禁食24h，把水杨酸按100mg/kg灌胃，4h后处死，按上述方法固定胃。

4. 结扎幽门法溃疡模型　选用大鼠，麻醉后在无菌技术下结扎幽门。术后禁食、禁水，19h后处死，按上述方法固定胃。此模型适合做探索抗溃疡病药物研究和胃溃疡发病机制方面的研究。

（三）高血压动物模型

1. 肾动脉狭窄性高血压模型　狗或家兔麻醉后取俯卧位，从脊柱旁1.5~2cm处开始，右侧顺肋骨缘，左侧在肋骨缘约两指宽处做4cm的皮肤切口，分离皮下组织腰背筋膜，切开内斜肌筋膜，推开背长肌，暴露肾并小心地钝性分离出一段肾动脉，选用一定直径的银夹或银环套在肾动脉上造成肾动脉狭窄。如果是单侧肾动脉狭窄，则在间隔10~12d后将另一侧肾摘除。手术几天后，血压开始升高，1~3个月后血压升至高峰，并可长期维持下去。

2. 肾外包扎性高血压模型　肾外异物包扎，压迫肾实质，造成肾组织缺血，使肾素形成增加，血压上升。选用120~150g大鼠，麻醉后，消毒皮肤，沿脊椎中线切开皮肤，在左侧季肋下1.5~2cm和距脊椎1cm处用小血管钳分开肌肉，用两指从腹下部将肾脏自创口中挤出，将肾脏与周围组织剥离，将自制的双层乳胶薄膜剪成"X"形，沿肾门将肾脏交叉包扎。然后在对侧切开取出右肾，分离后切除，分别缝合肌肉和皮肤创口。约20d，30%大鼠出现高血压。

3. 应激性高血压模型　应激性高血压大鼠模型常采用噪声和足底电击的复合刺激，每天2次，每次2h，约20d大鼠可形成高血压。

（四）糖尿病动物模型

1. 病毒诱发法　选用DBA/2雌性小鼠，皮下接种脑炎、心肌炎病毒M型变异株4~7d后出现明显的高血糖，伴有血中及胰腺中胰岛素含量降低。

2. 四氧嘧啶法　SD 大鼠200g 左右，雌雄不限，40mg/kg 四氧嘧啶静脉注射 1 次，观察血糖 > 300mg/dl，持续 2 周可以认为造模成功。

3. 链脲菌素法　将链脲菌素在酸化生理盐水中溶解成 1% 溶液，给大鼠静脉注射 40 ~ 100mg/（kg·次）。观察血糖 > 400mg/dl，持续 3d 即可认为是造模成功。

4. 高糖饲喂诱发法　选用 SHR/NLHCP 大鼠 5 周龄，喂饲含 54% 蔗糖饮食。1 个月时，观察到 OGTT 异常，6 个半月时胰岛素反应异常，9 个月时可见体重减轻、衰弱。

（五）呼吸系统疾病动物模型

1. 肺炎动物模型　在无菌操作下，将大鼠用 20% 乌拉坦麻醉后，仰卧固定于手术台，备皮后，沿颈部正中切开皮肤，钝性分离皮下组织，暴露气管，用 5 号针头插入主支气管，随即注入活菌液（1×10^6 ~ 1×10^9 cfu /0.25ml）0.25ml，然后再注入 0.5ml 空气。取出针头，用小动脉夹向头侧轻夹住气管，随即将动物置头向上位置摇动 30s，以利于细菌均匀分布于下呼吸道。松开动脉夹，缝合肌肉及皮肤，置动物头高脚低位，倾斜 30°位置直至苏醒，以免胃内容物吸入。麻疹病毒肺炎模型：其操作程序与前面相同，注入的是麻疹病毒或活疫苗 0.15 ~ 0.25ml（每只麻疹疫苗用麻疹稀释液稀释至 1ml）。

2. 肺气肿模型　给动物气管内或静脉内注入一定量木瓜蛋白酶、胰蛋白酶、致热溶解酶、败血酶以及由脓性痰和白细胞分离出来的蛋白酶等，可复制成实验性肺气肿。以木瓜蛋白酶形成的实验性肺气肿病变明显而且典型。

3. 肺水肿模型　用氧化氮吸入可造成大鼠和小鼠中毒性肺水肿，或用气管内注入 50% 葡萄糖液引起渗透性肺水肿。切断豚鼠、家兔、大鼠颈部两侧迷走神经可引起肺水肿。静脉注入 10% 氯仿（兔 0.1ml/kg，狗 0.5 ml/kg）也可引起急性肺水肿。腹腔注入 6% 氯化铵水溶液可引起大鼠（0.4ml/kg）、豚鼠（0.5 ~ 0.7ml/kg）肺水肿。

4. 肺纤维化模型　气管内注入博来霉素是目前最常用复制肺纤维化动物模型方法。大鼠麻醉后使之固定在鼠台上，将鼠舌拉出，趁动物吸气瞬间迅速将平端聚乙烯塑料管（连注射器，内盛博来霉素 A5（BLM – A5）生理盐水溶液）通过声带开口插入气管 4 ~ 5cm，缓慢注入（BLM – A5）溶液，剂量为 5mg/kg。注入药物后将动物直立旋转，尽量使药液在肺内分布均匀。关于气管内给药方法，也可在麻醉下切开颈部皮肤，分离气管，用 4 号针头刺入气管内注药。这在小鼠较为常见。

（康红钰　刘春杰）

第二章　机能学基础实验

实验一　坐骨神经 – 腓肠肌标本制备

一、实验目的

掌握制备蛙类坐骨神经 – 腓肠肌标本的方法。

二、实验原理

蛙类的一些基本生命活动与恒温动物相似，蛙的离体神经 – 肌肉标本放在任氏液中，其兴奋性在几个小时内可保持不变。给神经或肌肉适宜刺激，可在神经和肌肉上产生动作电位，肉眼可看到肌肉收缩和舒张一次，表明神经和肌肉产生兴奋。在生理学实验中常利用蛙的坐骨神经 – 腓肠肌标本研究神经、肌肉的兴奋性；刺激与反应的规律和肌肉收缩的特征等。

三、实验材料

1. **实验器材**　蛙类手术用品 1 套、方盘 1 个。
2. **实验药品**　任氏液。
3. **实验对象**　蟾蜍 1 只。

四、实验方法

1. **破坏脑、脊髓**　左手握住蟾蜍，使其背部向上，用大拇指或食指使头前俯。右手持探针由头颅后缘的枕骨大孔处垂直刺入 1~1.5mm，再向前刺入颅腔内，左右搅动探针捣毁脑组织（如果探针在颅腔内，应有碰及颅底骨的感觉），见图 2 – 1。

再将探针退回至枕骨大孔，使针尖转向后方，捻动探针使其刺入椎管，捣毁脊髓。此时应注意将脊柱保持平直。针进入椎管的感觉是，进针时有一定的阻力，而且随着进针蟾蜍出现下肢僵直或尿失禁现象。若脑和脊髓破坏完全，蟾蜍下颌呼吸运动消失，四肢完全松软，失去一切反射活动。此时可将探针反向捻动，退出椎管。如蟾蜍仍有反射活动，表示脑和脊髓破坏不彻底，应重新破坏。

2. **剪除躯干上部、皮肤及内脏**　用左手捏住蟾蜍的脊柱，右手持粗剪刀在前肢腋窝处连同皮肤、脊柱一并剪断，然后左手握住蟾蜍的后肢，紧靠脊柱两侧将腹壁及内脏剪去（注意避开坐骨神经），并剪去肛门周围的皮肤，留下脊柱和后肢，见图 2 – 2。

3. **剥皮**　左手持大镊子捏住脊柱的断端（注意不要捏住脊柱两侧的神经），另一只手捏住其断端皮肤的边缘，向下剥去全部后肢的皮肤。将标本放在干净的任氏液中。将手及使用过的探针、剪刀全部冲洗干净。

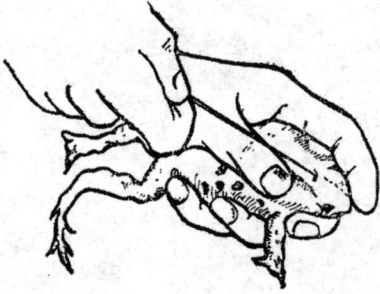

图2-1　破坏脑和脊髓　　　　　　　　图2-2　剪除躯干和内脏

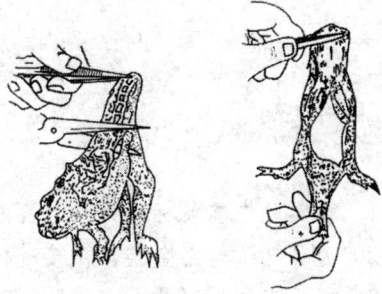

4. 分离两腿　用镊子取出标本，捏住脊柱断端，使标本背面朝上，用粗剪刀沿正中线将脊柱分为两半（注意勿伤坐骨神经）将一半后肢标本置于盛有任氏液中备用，另一半放在蛙板上进行下列操作。

5. 游离坐骨神经和腓肠肌　用蛙钉将标本绷直、固定。先在腹腔面用玻璃分针沿脊柱游离坐骨神经，然后在标本的背侧股二头肌与半膜肌的坐骨神经沟内将坐骨神经与周边的结缔组织分离直到腘窝，但不要伤及神经，其分支待以后用眼科剪剪断（图2-3）。同样用玻璃分针将腓肠肌与其下的结缔组织分离并在其跟腱处穿线、结扎。

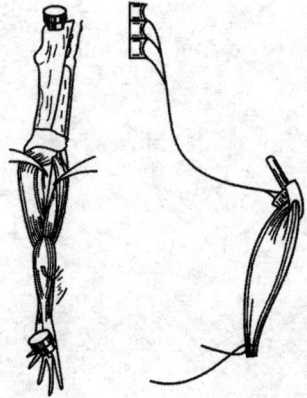

6. 剪去其他不用的组织、操作从脊柱向小腿方向进行

（1）游离股骨　将后肢标本腹面向上，将坐骨神经连同2~3节脊椎用粗剪刀从脊柱上剪下来。再将标本背面向上，用镊子轻轻提起脊椎，自上而下剪去支配

图2-3　游离坐骨神经

腓肠肌以外的神经分支，直至腘窝，并搭放在腓肠肌上。沿膝关节剪去股骨周围的肌肉，并将股骨刮净，用粗剪刀剪去股骨上端（保留股骨1~1.5cm）。

（2）完成坐骨神经腓肠肌标本　将脊椎和坐骨神经从腓肠肌上取下，提起腓肠肌的结扎线剪断跟腱。用粗剪剪去膝关节以下部位，便制成了坐骨神经-腓肠肌标本。

7. 检验标本　用沾有任氏液的锌铜弓触及一下（或电刺激刺激）坐骨神经或用镊子夹持坐骨神经中枢端，如腓肠肌发生迅速而明显的收缩，说明标本的兴奋性良好。标本浸入盛有任氏液的培养皿中备用。

五、注意事项

1. 避免蟾蜍背部的腺体，防止其分泌物溅入眼内或和污染标本。

2. 游离神经和肌肉时不可用力牵拉标本，不可用金属器械触碰神经干。

3. 在操作过程中，应给神经和肌肉滴加任氏液，防止表面干燥，以免影响标本的兴奋性。

4．标本制成后须放在任氏液中浸泡数分钟，使标本兴奋性稳定，再开始实验效果会较好。

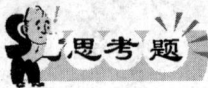

思考题

1．在实验中要使标本兴奋性良好必须注意哪些问题？
2．为什么不能用金属器械接触神经？
3．任氏液和生理盐水有何区别？

（李超彦）

实验二　神经干动作电位的传导及其与刺激强度的关系

一、实验目的

学习蛙类坐骨神经干动作电位的记录方法，并能判别、分析神经干动作电位的基本波形及其与刺激强度的关系，初步掌握电生理实验的基本方法。

二、实验原理

神经干动作电位是神经兴奋的客观表现。动作电位一经产生，即可向外周传播，即为神经冲动。神经干兴奋部位的膜外电位负于静息部位，二者之间出现一个电位差；当神经冲动通过后，兴奋处的膜外电位又恢复到静息水平。神经干兴奋过程所发生的这种电位变化称神经干动作电位。如果将两个引导电极置于正常完整的神经干表面，当神经干的一端兴奋之后，兴奋波会先后通过两个引导电极，可记录到两个相反方向的电位偏转波形，称为双相动作电位。如果两个引导电极之间的神经组织有损伤，兴奋波只能通过一个引导电极，不能传导至第二个引导电极，则只能记录到一个方向的电位偏转波形，称为单向动作电位。

坐骨神经干包括大量神经纤维成分，因此记录到的动作电位是它们电位变化的总和，因此神经干动作电位是一种复合动作电位。由于各类神经纤维的兴奋阈值各不相同，所以记录到的动作电位幅值在一定范围内可随刺激强度的变化而改变，这一点不同于单根神经纤维的动作电位。

三、实验材料

1. 实验器材　方盘 1 个、蛙类手术用品 1 套、神经标本屏蔽盒 1 个、BL-420F 生物机能实验系统 1 台、带电极的接线若干。

2. 实验药品　1% 普鲁卡因、任氏液。

3. 实验对象　蟾蜍 1 只。

四、实验方法

1. 坐骨神经标本的制备　制作方法基本同于坐骨神经-腓肠肌标本的制备，但无需保留股骨和腓肠肌。坐骨神经干要求尽可能长些。在脊椎附近将神经主干结扎，剪断。提起线头剪去神经干的所有分支和结缔组织，到达腘窝后，可继续分离出腓神经或胫神经，在靠近趾部剪断神经。将制备好的神经标本浸泡在任氏液中数分钟，待其兴奋性稳定后开始实验。

2. 实验装置的连结　将 BL-420F 生物机能实验系统和神经标本屏蔽盒连接好，将标本置于屏蔽盒的电极上，盖好盒盖。

3. 仪器调节 打开计算机，进入 BL – 420F 生物机能实验系统实验操作界面，点击实验项目→神经肌肉实验→神经动作电位→设置参数。

4. 观察项目

(1) 观察显示屏上动作电位波形的变化。

(2) 用同样粗细长短的湿棉线代替神经干，动作电位是否出现？再换成原神经干标本结果如何？

(3) 将神经干标本放置的方向倒换后，双相动作电位的波形有无变化？

(4) 将两根引导电极的位置调换，动作电位波形有和变化？

(5) 用镊子将两个引导电极之间的神经夹伤，再刺激时呈现的即是单相动作电位。

(6) 将刺激强度从零逐步增加，观察动作电位幅度及刺激伪迹和刺激强度的关系，同时注意动作电位的波形变化。

五、注意事项

1. 各仪器应妥善接地，仪器之间、标本与电极之间应接触良好。

2. 制备标本时，神经纤维应尽可能长一些，将附着于神经干上的结缔组织膜及血管清除干净，但不能损伤神经干。

3. 保持神经标本湿润，可用滤纸片吸去神经干上过多的任氏液。

4. 神经干不能与标本盒壁相接触，也不要把神经干两端折叠放置在电极上，以免影响动作电位的波形。

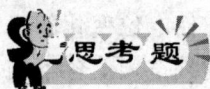 思考题

1. 什么叫刺激伪迹，是怎样发生的？怎样鉴别刺激伪迹和神经干动作电位？

2. 神经被夹伤，动作电位的第二相为何消失？

3. 神经干动作电位与刺激强度有何关系？它与神经动作电位的"全或无"特性有矛盾吗？为什么？

（李超彦）

实验三 骨骼肌单收缩与强直收缩

一、实验目的

观察用不同频率的最适刺激刺激坐骨神经对腓肠肌收缩形式的影响及刺激强度对骨骼肌收缩力量的关系；掌握单收缩、复合收缩，了解强直收缩特征和机制。

二、实验原理

蛙的坐骨神经肌肉标本单收缩的总时程约为 0.11 s，其中潜伏期、缩短期共占 0.05 s，舒张期占 0.06 s。若给予标本相继两个最适刺激，使两次刺激的间隔小于该肌肉收缩的总时程时，则会出现一连续的收缩，叫复合收缩（或收缩总和）。若两个刺激的时间间隔短于肌肉收缩总时程，而长于肌肉收缩的潜伏期和缩短期时程，使后一刺激落在前一刺激引起肌肉收缩的舒张期内，则出现一次收缩尚未完全舒张又引起一次收缩；若两次刺激的间隔短于肌肉收缩的缩短期，使后一刺激落在前一次刺激引起收缩的缩短期内，则出现一次收缩正在进行接着又产生一次收缩，收缩的幅度高于单收缩的幅度。根据这个原理，若给予标本一连串的最适刺激，则因刺激频率不同会得到一连串的单收缩、不完全强直收缩或完全强直收缩的复合收缩（图 2-4）。

三、实验材料

1. **实验器材** 方盘 1 个、蛙类手术用品 1 套、神经标本屏蔽盒 1 个、BL-420F 生物机能系统 1 台、张力换能器 1 个、铁架台 1 个、双凹夹 1 个。
2. **实验药品** 任氏液。
3. **实验对象** 蟾蜍 1 只。

四、实验方法

1. **坐骨神经腓肠肌标本的制备** 见第二章实验一。
2. **仪器及标本的连结** 打开计算机，启动 BL-420F 生物机能系统，设立各项参数。
3. **观察项目**

（1）刺激强度与反应的关系 从最小刺激强度开始逐渐增加刺激强度，观察其对标本进行刺激，找到刚刚引起肌肉最大收缩的刺激强度，即为该标本的最适刺激强度，整个实验过程中均固定在此刺激强度上。

（2）刺激频率与反应的关系 将刺激方式置于"连续"，其余参数固定不变，逐渐增加刺激频率作用于坐骨神经，可记录到单收缩、不完全强直收缩和完全强直收缩曲线（图 2-4）。

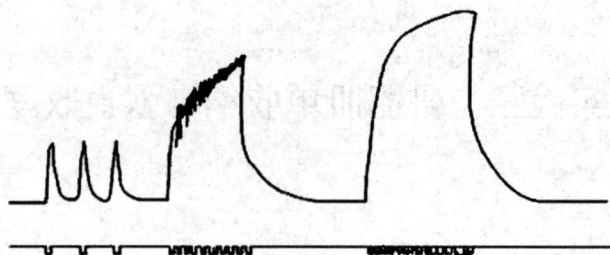

图 2 - 4　单收缩、不完全强直收缩和完全强直收缩曲线

五、注意事项

1. 经常给标本滴加任氏液，保持标本良好的兴奋性。

2. 连续刺激时，每次刺激持续时间要保持一致，不得超过 3 ~ 4 s，每次刺激后要休息 30s。

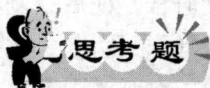思考题

1. 钙离子在各种收缩形式中有何作用？

2. 在自然条件下肌肉收缩形式有哪些？

3. 除腓肠肌外的其他肌肉收缩形式有哪些？

（王兴红）

实验四　血液凝固的影响因素

一、实验目的

以血液凝固时间作为指标，了解对血液凝固影响的因素，加深对生理止血过程的理解。

二、实验原理

血液凝固是一个酶的有限水解激活过程，在此过程中有多种凝血因子参与。根据凝血过程启动时激活因子来源不同，可将血液凝固分为内源性激活途径和外源性激活途径。内源性激活途径是指参与血液凝固的所有凝血因子在血浆中，外源性激活途径是指受损的组织中的组织因子进入血管后，与血管内的凝血因子共同作用而启动的激活过程。

三、实验材料

1. 实验器材　兔手术台 1 个、方盘 1 个、哺哺乳类动物常用手术用品 1 套、动脉夹 1 个、动脉插管 1 根、20ml 注射器 1 具、小试管 7 支、小烧杯 2 个、试管架 1 个、棉签 2 根、冰块、秒表一块。

2. 实验药品　20% 氨基甲酸乙酯溶液、肝素（8 U/ml）、2% 草酸钾溶液、生理盐水，液状石蜡、肺组织浸液、0.025 mol/L 的 $CaCl_2$。

3. 实验对象　家兔 1 只。

四、实验方法

1. 静脉注射氨基甲酸乙酯溶液，按 5ml/kg 的量，将兔麻醉，仰卧固定于兔手术台上。正中切开颈部，分离一侧颈总动脉，远心端用线结扎阻断血流，近心端夹上动脉夹。在动脉当中斜向剪一小切口，插入动脉插管，结扎导管以备取血。

2. 准备试管

试管 1　不加任何处理（对照管）。

试管 2　用液状石蜡润滑整个试管内表面。

试管 3　放少许棉花。

试管 4　置于有冰块的小烧杯中。

试管 5　加肝素 8U。

试管 6　加草酸钾 1～2 ml。

试管 7　加肺组织浸液 0.1 ml。

3. 放开动脉夹，每管加入血液 2 ml。将多余的血盛于小烧杯中，并不断用竹签搅动直至纤维蛋白形成。

4. 记录凝血时间　每个试管加血 2ml 后，即刻开始计时，每隔 15 s 倾斜一次，观察血液是否凝固，至血液成为凝胶状不再流动为止，记录所经历的时间。5、6、7 号试管加入血液后，用拇指盖住试管口将试管颠倒两次，使血液与药物混合。

5. 如果加肝素和草酸钾的试管不出现血凝，可再向两管内分别加入 0.025 mol/L 的 $CaCl_2$ 溶液 2~3 滴，观察血液是否发生凝固。

五、注意事项

1. 采血的过程尽量要快，以减少计时的误差。对比实验的采血时间要紧接着进行。

2. 判断凝血的标准要力求一致。一般以倾斜试管达 45 度，试管内血液不见流动为准。

3. 每支试管口径大小及采血量要相对一致，不可相差太大。

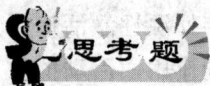

思考题

1. 临床上如何应用上述因素加速或减缓血液凝固过程？
2. 如果温度在零下 10 摄氏度，血液会凝固吗？
3. 为什么要倾斜 45 度？

（王兴红）

实验五　ABO 血型鉴定

一、实验目的

1. 学习鉴定 ABO 血型的方法。
2. 观察红细胞凝集现象，掌握 ABO 血型鉴定的原理。

二、实验原理

血型是多特指红细胞的血型，是根据红细胞膜表面存在的特异性抗原（凝集原）来确定的，这种抗原是由遗传决定的。抗体（凝集素）存在于血清中，它与红细胞的不同抗原起反应，产生凝集，最后溶解，由于这种现象，临床上在输血前必须注意鉴定血型，以确保安全输血。通常输血反应中大多数注意 ABO 血型系统。

三、实验材料

1. **实验器材**　记号笔、清洁玻片、刺血针、棉签、牙签。
2. **实验药品**　碘伏、75% 酒精、消毒牙签、A 型和 B 型标准血清。
3. **实验对象**　人体。

四、实验方法

1. 取一块清洁玻片，用记号笔画上记号，左上角写"A"字，右上角写"B"字。
2. 用小滴管吸 A 型标准血清（抗 B）一滴加入左侧，用另一小滴管吸 B 型标准血清（抗 A）一滴加入右侧。
3. 穿刺手指取血，玻片的每侧各滴入一小滴血，用牙签搅拌，使每侧抗血清和血液充分混合。每边用一支牙签，切勿混用。
4. 静置室温下 10～15min 后，观察有无凝集现象，假如只是 A 侧发生凝集，则血型为 B 型；若只是 B 侧凝集，则为 A 型；若两边均凝集，则为 AB 型；若两边均未发生凝集，则为 O 型。这种凝集反应的强度因人而异，所以有时需借助显微镜才能确定是否出现凝集。

五、注意事项

1. 采血针及采血部位必须严格消毒，防止感染。
2. 勿用竹签同一端在两种标准血清中搅拌。

思考题

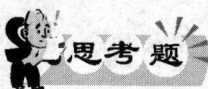

1. 根据自己的血型，说明你能接受和输血给何种血型的人，为什么？
2. 如何区别血液的凝集与凝固，其机制是否一样？
3. 为什么知道血型后输血仍然要交叉配血？

（郑亚萍）

实验六　蛙心起搏点的观察

一、实验目的

学习蛙心脏的暴露方法，熟悉其表面结构。观察心脏不同部位的活动规律及相互关系，确定蛙心活动的起搏点。

二、实验原理

心脏的特殊传导系统具有自动节律性，但各部分的自律性高低不同，两栖类动物以静脉窦的自律性最高。正常心脏每次兴奋都从自律性最高的部位开始，依次传到心房、心室，相继引起心房、心室收缩，把自动节律性最高的部位称为心脏的起搏点。当正常的自律性受到影响而发生改变时，心房、心室的活动也发生相应变化；如果起搏点下传的冲动受阻，心脏下部的活动会暂时停止，甚至表现自己的自动节律性。

三、实验材料

1. **实验器材**　蛙类手术用品一套、蛙钉2个、蛙心夹1个。
2. **实验药品**　任氏液。
3. **实验对象**　蟾蜍1只。

四、实验方法

1. **暴露心脏**　取蟾蜍一只，用刺蛙针通过枕骨大孔损毁脑和脊髓后，背位固定于蛙板上。左手持有齿镊提起胸骨剑突下端的皮肤，用手术剪剪开一个小口，然后将剪刀由切口处伸入皮下，沿左、右两侧锁骨方向剪开皮肤。将皮肤掀向头端，再用有齿镊提起胸骨剑突下端的腹肌，在腹肌上剪一口，将剪刀伸入胸腔（勿伤及心脏和血

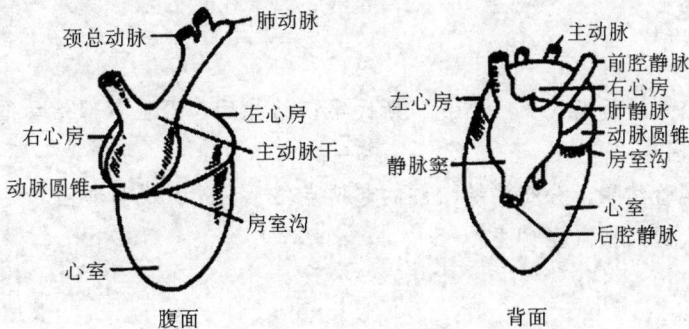

图 2 - 5　心脏外形

管），沿皮肤切口方向剪开胸壁，剪断左右锁骨和胸骨，使创口呈一倒三角形。用眼科镊提起心包膜，用眼科剪刀小心地剪开，暴露心脏。

2. 观察心脏的外部结构　从心脏的腹面可看到心房、心室及房室沟。心室右上方动脉根部有一膨大，称动脉圆锥。动脉干由此发出，向上分成左右两支。用玻璃分针将心脏翻向头侧，可见心房下端有节律搏动的静脉窦。在心房与静脉窦之间有一条白色半月形界线，称为窦房沟。心脏外形及结构参见图 2 - 5。

3. 观察项目

（1）观察心搏过程　仔细观察静脉窦、心房及心室收缩的频率、顺序和相互关系。

（2）从腹面用眼科镊在主动脉干下方穿一条线，将心脏翻向头端，准确地在窦房沟处做一结扎，阻断静脉窦和心房之间的传导，称为斯氏第一结扎（图 2 - 6）。观察心脏各部分活动节律的变化，用秒表计数每分钟的搏动次数。待心房和心室恢复搏动后，分别计数其搏动频率。

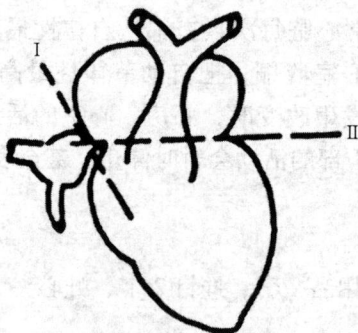

图 2 - 6　斯氏结扎部位
Ⅰ：第一结扎；Ⅱ：第二结扎

（3）在房室交界处穿线，准确地结扎房室沟，称为斯氏第二结扎（图 2 - 6）。待心室恢复搏动后，分别记录每分钟心脏各部分的搏动次数，观察各部的活动规律及相互关系。

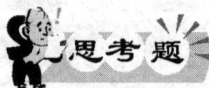

思考题

1. 小结分别进行斯氏第一结扎、斯氏第二结扎后，心脏各部活动的变化，试说明产生变化的原因。

2. 根据实验结果，分析蟾蜍心脏的起搏点位于何处，说明理由。

3. 正常人的起搏点在哪里？

（郑亚萍）

实验七　期前收缩和代偿间歇

一、实验目的

在观察蟾蜍正常心动曲线基础上，利用心肌兴奋性的周期性变化人为地在心动周期的不同时期刺激心室肌。观察心肌不应期、期前收缩和代偿性间歇等生理现象，并分析机制。

二、实验原理

心肌每发生一次兴奋后，其兴奋性会发生一系列变化。心肌兴奋性的特点是兴奋后有一较长的有效不应期，约相当于整个收缩期及舒张早期。因此在心脏收缩期及舒张早期，任何强度刺激都不能再引起心肌兴奋。舒张早期后，正常起搏点兴奋到达之前，如给心脏一有效刺激，则可引起一次提前出现的收缩，称为期前收缩。期前收缩也有不应期，正常起搏点兴奋传到心室时，常落在此期收缩的不应期中，因而不能引起心室兴奋而收缩。故期前收缩后就会出现一个较长的间歇期，称为代偿间歇。

三、实验材料

1. 实验器材　蛙类手术用品一套、BL－420F 生物机能实验系统 1 台、张力换能器 1 个、蛙心夹 1 个、铁支架 1 个、双凹夹 2 个、刺激电极 1 个。

2. 实验药品　任氏液。

3. 实验对象　蟾蜍 1 只。

四、实验方法

1. 取蟾蜍，用探针破坏中枢神经系统，背位固定于蛙板。

2. 自剑突向两侧嘴角方向打开胸腔，剪去胸骨，暴露心脏。

3. 剪开心包膜，认清心房、心室。用带有细铜丝和细线的蛙心夹于心舒期夹住心尖部。

4. 实验装置

（1）肌张力换能器一端与生物机能实验系统的 CH1 相连，另一端与蛙心夹上细线相接，并调节换能器的高度，使细线保持与地面垂直并松紧适度。

（2）连接刺激装置　刺激电源线一端接主机上的刺激输出孔，另一端连于蛙心上的刺激电极。

（3）调节灵敏度及时间常数，并选择适当的刺激参数。

（4）依次点击实验项目/循环系统实验/期前收缩与代偿间歇。

5．观察项目

（1）记录一段正常的心搏曲线。

（2）分别于心室活动的舒张期，收缩期给予一个阈上单刺激，观察有无一额外的收缩，即期前收缩和随后出现的代偿间歇。

五、注意事项

1．蛙心不可夹得太多，否则影响其活动，也不可夹破心脏。

2．应不断给心脏滴加任氏液，保持其湿润。

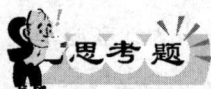

1．期前收缩后，一定会出现代偿性间歇吗？

2．为什么期前收缩的幅度一般要比前一次正常收缩的幅度低？

3．人类会有期前收缩和代偿间隙吗？

（郑亚萍）

实验八　容积导体导电性的观察及蛙心电描记

一、实验目的

论证机体内容积导体的存在，从而有助于了解由体表引导器官或组织活动的导电规律。

二、实验原理

由于机体任何组织与器官都处于组织液的包围之中，而组织液作为导电性能良好的容积导体，可将组织和器官活动时所产生的生物电变化传至体表。故在体表或容积导体中的远隔部位可记录出某一器官或组织活动的电变化，如心脏活动所产生的生物电变化，可通过引导电极置于体表的不同部位记录下来，即心电图。

三、实验材料

1. 实验器材　BL-420F 生物机能实验系统 1 台、蛙类手术用品一套、心电导联线 1 套、大头钉 4 根、脱脂棉。

2. 实验药品　任氏液。

3. 实验对象　蟾蜍 1 只。

四、实验方法

1. 实验准备　蛙或蟾蜍毁脑和脊髓后，用蛙钉（或大头钉）背位固定于蛙板上。自剑突下将胸部皮肤剪去，剪掉胸骨，暴露心脏（图 2-7）。

2. 连接实验装置　模拟心电图标准导联Ⅱ的连接方式，将接有导线的鳄鱼夹分别固定在蛙或蟾蜍右前肢和两后肢的蛙钉（大头钉）上，负极接右前肢，正极接左后肢，右后肢则与地线连接，输出导线连接至生物机能实验系统。为保证导电性良好，可在鳄鱼夹和蛙钉之间垫以任氏液浸过的脱脂棉（图 2-7）。

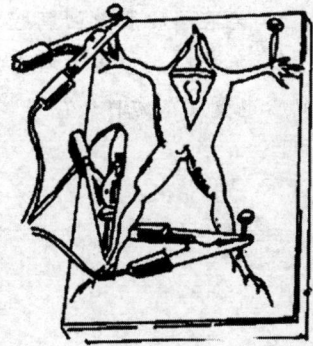

图 2-7　蛙心脏生物电活动引导

3. 观察项目

（1）记录蛙或蟾蜍常规导联时的心电图。

（2）将引导电极随意放置于蛙或蟾蜍身体各部位，观察是否能记录到心电图？其波形有何变化？

（3）用小镊子夹住主动脉干，连同静脉窦一同快速剪下心脏，并将蛙心放入盛有任氏液的培养皿内（图 2-8），此时打开计算机生物信号采集处理系统，心电图有何变化?

（4）培养皿中的心脏重新放回蛙心胸腔原来的位置，观察记录纸或显示器上的变化。

（5）将心脏倒放（即心尖朝上），此波形将发生什么变化?

（6）从蛙腿上取下导联线，夹在培养皿边缘并与培养皿内的任氏液相接触，再将心脏置于培养皿中部，观察记录纸或显示器上是否显示心电波形。

（7）再将心脏任意放置于培养皿内，心电图的波形又有何变化?

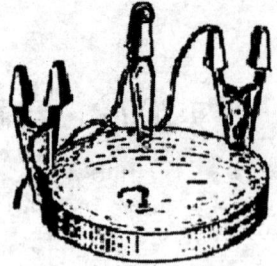

图2-8　蛙心电容积导体引导

五、注意事项

1. 剪取心脏时切忌勿伤及静脉窦。

2. 培养皿中的任氏液温度最好保持在30℃左右。

3. 仪器必须接地良好，以克服干扰。如果按标准导联连接，出现干扰时，可将左前肢也与仪器的左前肢导联线连接起来，即可克服干扰。

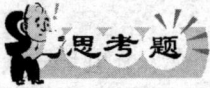

思考题

1. 将引导电极置于体表或体内任何部位，为什么均可引导记录到心脏的生物电活动?

2. 如果将心脏取出结果又将如何? 为什么?

3. 若在将心脏放回胸腔，此时又将如何变化? 为什么?

4. 如将心脏放置于培养皿的任氏液中浸泡，并通过培养皿中的任氏液能否引导记录到心电变化? 为什么?

（郑亚萍）

实验九　人体动脉血压的测量及其影响因素

一、实验目的

1. 学习并掌握人体间接测压法的原理和方法。
2. 观察在正常情况下，某些因素对动脉血压的影响。

二、实验原理

测定人体动脉血压最常用的方法是间接测压法，是使用血压计在动脉外加压，根据血管音的变化来测量动脉血压的。通常血液在血管内流动时并没有声音，但如给血管以压力而使血管变窄形成血液涡流时则可发生声音（血管音）。用压脉带在上臂给肱动脉加压，当外加压力超过动脉的收缩压时，动脉血流完全被阻断，此时用听诊器在肱动脉处听不到任何声音。如外加压力低于动脉内的收缩压而高于舒张压时，则心脏收缩时，动脉内有血流通过，舒张时则无，血液断续地通过血管，形成涡流而发出声音。当外加压力等于或小于舒张压时，则血管内的血流连续通过，所发出的音调突然降低或声音消失，故恰好可以完全阻断血流所必需的最小管外压力（即发生第一次声音时）相当于收缩压。在心舒张时有少许血流通过的最大管外压力（即音调突然降低时）相当于舒张压。

在正常情况下，人或哺乳动物的血压是通过神经和体液调节而保持其相对的稳定性。但是血压的稳定是动态的，是在不断地变化和调节中得到的，不是静止不变的。人体的体位、运动、呼吸以及温度等因素对血压均有一定影响。

三、实验材料

1. **实验器材**　血压计、听诊器。
2. **实验对象**　人体。

四、实验方法

1. 受试者脱左臂衣袖，静坐 5min。
2. 松开打气球上的螺丝，将压脉带内的空气完全放出，再将螺丝扭紧。
3. 将压脉带裹于左上臂，其下缘应在肘关节上约 3cm 处，松紧应适宜。受试者手掌向上平放于台上，压脉带应与心脏同一水平。
4. 在肘窝部找到动脉搏动处，左手持听诊器的胸具置于其上。注意：不可用力下压。
5. 听取血管音变化，右手持打气球，向压脉带打气加压，此时注意倾听声音变化，在声音消失后再加压 20mmHg，然后扭开打气球之螺丝，缓慢放气（切勿过快），此时可听到血管音的一系列变化，声音从无到有，由低而高，而后突然变低，最后完全消失。然后扭紧打气球螺丝继续打气加压，反复听取声音变化2－3次。

6. 测量动脉血压重复上一操作，同时注意检压计之水银柱和声音变化。在徐徐放气减压时，第一次听到血管音的水银柱高度即代表收缩压。在血管音突然由强变弱时的水银柱高度即代表舒张压，记下测定数值后，将压脉带内的空气放尽，使压力降至零。再重测1次。

五、注意事项

1. 测压时室内须保持安静，以利听诊。
2. 戴听诊器时，务使耳具的弯曲方向与外耳道一致，即接耳的弯曲端向前。
3. 压脉带裹绕要松紧适宜，并与心脏同一水平。
4. 重复测压时，须将压脉带内空气放尽，使压力降至零位，而后再加压测量。

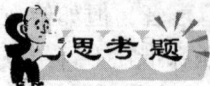

思考题

1. 根据血压测定的原理，试考虑用触诊法能否测出收缩压，为什么？
2. 为什么要先静坐然后测血压？

（郑亚萍）

实验十　蛙心灌流

一、实验目的

学习离体蛙心灌流方法，观察某些因素对心脏活动的影响。

二、实验原理

心脏的正常节律性活动需要一个适宜的内环境（如 Na^+、K^+、Ca^{2+} 等的浓度及比例、pH 值和温度），而内环境的变化则直接影响到心脏的正常节律性活动。在体心脏还受交感神经和迷走神经的双重支配，交感神经末梢释放去甲肾上腺素，使心肌收缩力加强，传导速度加快，心率加快；迷走神经末梢释放乙酰胆碱，使心肌收缩力减弱，心肌传导速度减慢，心率减慢。将失去神经支配的离体心脏保持于适宜的理化环境中（如任氏液），在一定时间内仍能产生自动节律性兴奋和收缩。而改变任氏液的组成成分，离体心脏的活动就会受到影响。

三、实验材料

1. 实验器材　BL-420F 生物机能实验系统 1 台、张力换能器 1 个、方盘 1 个、蛙类手术用品一套、100ml 烧杯 2 个、双凹夹 2 个、铁架台 2 个、蛙心插管 1 个。

2. 实验药品　任氏液、0.65% NaCl、2% $CaCl_2$、1% KCl、3% 乳酸、1∶10 000 肾上腺素、1∶10 000 乙酰胆碱、2.5% 碳酸氢钠。

3. 实验对象　蟾蜍 1 只。

四、实验方法

1. 离体蛙心标本制备（斯氏蛙心插管法）　取蟾蜍一只，打开胸腔，暴露心脏。在主动脉干下方穿双线，一条在左主动脉上端结扎作插管时牵引用；另一根在动脉球上方打一活结备用（用以结扎和固定插管）。

玻璃分针将心脏向前翻转，在心脏背侧找到静脉窦，在静脉窦以外的地方做一结扎（切勿扎住静脉窦），以阻止血液继续回流心脏（也可不进行此操作）。

左手提起左主动脉上方的结扎线，右手持眼科剪在左主动脉根部（动脉球前端）沿向心方向剪一斜口，将盛有少许任氏液、大小适宜的蛙心插管由此开口处轻轻插入动脉球。当插管尖端到达动脉球基部时，应将插管稍向后退（因主动脉内有螺旋瓣会阻碍插管前进），并将插管尾端稍向右主动脉方向及腹侧面倾斜，使插管尖端向动脉球的背部后方及心尖方向推进，在心室收缩时经主动脉瓣进入心室。注意插管不可插得过深，插管的斜面应朝向心室腔，以免插管下口被心室壁堵住（图 2-9）。

若插管中任氏液面随心室的收缩而上下波动，则表明插管进入心室，可将动脉球

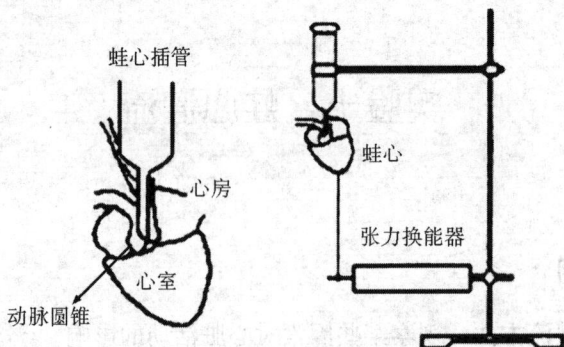

图 2-9 蛙心灌流

上已准备好的松结扎紧，并固定于插管侧面的钩上，以免蛙心插管滑出心室。剪断结扎线上方的血管，轻轻提起插管和心脏，在左右肺静脉和前后腔静脉下引一细线并结扎，于结扎线外侧剪去所有相连的组织则得到离体蛙心。此步操作中应注意静脉窦不受损伤并与心脏连结良好。最后，用任氏液反复换洗插管内的任氏液，直到插管中无残留血液为止。此时，离体蛙心标本制备成功，可供实验。

2. 实验装置连接 将蛙心插管固定于支架上，在心室舒张时将连有一细线的蛙心夹在心脏舒张时夹住心尖，并将细线以适宜的紧张度与张力换能器相连。张力传感器的输出线与计算机生物信号采集处理系统相连（图 2-9）。

3. 实验项目

（1）记录心脏在只有任氏液时的收缩曲线，观察心率及收缩幅度，并将其作为正常对照。

（2）Na^+ 的作用 用吸管吸出插管中的任氏液后，换以等量的 0.65% 氯化钠溶液，记录并观察心跳的变化。有变化出现时，应立即将插管内液体吸出，并以等量任氏液换洗 2~3 次，至心跳恢复正常。

（3）Ca^{2+} 的作用 将 1~2 滴 2% 的氯化钙溶液加入灌流液中，记录并观察心跳变化。有变化出现时，应立即以等量任氏液换洗数次，至心跳曲线恢复正常。

（4）K^+ 的作用 将 1~2 滴 2% 的氯化钾溶液加入灌流液中，记录并观察心跳变化。有变化出现时，应立即以等量任氏液换洗数次，至心跳曲线恢复正常。

（5）肾上腺素的作用 将 1~2 滴 1:10 000 肾上腺素加入灌流液中，记录并观察心跳变化。有变化出现时，应立即以等量任氏液换洗数次，至心跳曲线恢复正常。

（6）乙酰胆碱的作用 将 1~2 滴 1:10 000 乙酰胆碱加入灌流液中，记录并观察心跳变化。有变化出现时，应立即以等量任氏液换洗数次，至心跳曲线恢复正常。

（7）酸的作用 将 1~2 滴 3% 的乳酸加入灌流液中，记录并观察心跳变化。

（8）酸碱中和作用 在（7）结果的基础上加入 2.5% 碳酸氢钠数滴，至心跳曲线恢复正常。

五、注意事项

1. 制备离体心脏标本时，勿伤及静脉窦。

2. 蛙心夹应在心室舒张期一次性夹住心尖，避免因夹伤心脏而导致漏液。

3. 每一观察项目都应先描记一段正常曲线，然后再加药并记录其效应。加药时应在心跳曲线上予以标记，以便观察分析。

4. 各种滴管应分开，不可混用。

5. 在实验过程中，插管内灌流液面高度应保持恒定；仪器的各种参数一经调好，应不再变动。

6. 给药后若效果不明显，可再适量滴加，并密切注意药物剂量添加后的实验结果。给药量必须适度，加药出现变化后，就应立即更换任氏液，否则会造成不可挽回的后果，尤其是 K^+、H^+ 稍有过量，即可导致难以恢复的心脏停跳。

7. 标本制备好后，若心脏功能状态不好（不搏动），可向插管内滴加 1~2 滴 2% $CaCl_2$ 或 1:10 000 肾上腺素，以促进（启动）心脏搏动。在实验程序安排上也可考虑促进和抑制心脏搏动的药物交换使用。

8. 谨防灌流液沿丝线流入张力传感器内而损坏其电子元件。

思考题

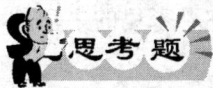

1. 正常蛙心搏动曲线的各个组成部分分别反映了什么？
2. 根据心肌生理特性分析各项实验结果。
3. 以上实验结果归纳起来，说明了什么问题？

（李超彦）

实验十一　哺乳类动物动脉血压调节

一、实验目的

1. 学习直接测定家兔动脉血压的急性实验的方法。
2. 观察神经，体液因素对心血管活动的影响。

二、实验原理

在正常人体内，任何高等动物的动脉血压时相对稳定的．这种相对稳定是通过神经和体液调节来实现的，其中以静动脉窦－主动脉弓压力感受性反射最为重要．此反射即可使升高的血压下降，又可使降低血压升高，故有减压反射之称．家兔的主动脉神经在解剖上独成一支，易于分离与观察起作用。

本实验是应用液导系统直接测定动脉血压，即由动脉插管与压力传感器连通，其内充满抗凝液体，构成液导系统，将动脉插管插入动脉，动脉内的压力及其变化，可通过封闭的液导系统传导压力感受器，由计算机采集系统记录下来。

三、实验材料

1. 实验器材　手术台、哺乳类动物手术用品一套、方盘 1 个、铁架台 1 个、动脉插管 1 根、三通管 2 个、动脉夹 1 个、BL－420F 生物机能实验系统 1 台、压力换能器 1 个、保护电极 1 个、手术灯 1 个、纱布 2 块、棉球、注射器（1ml、5ml、20ml）各 1 具。

2. 实验药品　生理盐水、20% 氨基甲酸已酯、肝素（200U/ml）、肾上腺素（1:5000）、乙酰胆碱（1:10 000）。

3. 实验对象　家兔 1 只。

四、实验方法

1. 实验仪器的准备　打开 BL420F 系统，接通压力传感器。从显示器的"实验项目"中找出"循环实验"的"家兔血压的调节"条，使显示器显示压力读数。

2. 连通液导系统并制压　将压力传感器的下方支管，通过输液管连接三通管，再连接动脉插管。上侧管供制压时排除管内空气使用。先用装有 5ml 肝素溶液的注射器，通过三通管向连接动脉插管的输液管内推注，使之充满液体（不要使动脉插管高过压力传感器的上方支管）后，再用止血钳夹住动脉插管端的输液管。然后继续向三通管内推注，直至充满压力传感器的上方支管，并用塞子塞住（注意：液导系统内不可有气泡）。继续向三通管内推注，同时观察显示器上压力变化。当加压到 120mmHg 时既可关闭三通管。观察压力是否变化，如果压力下降，则需要检查液导系统的漏液原因，并重新制压。调节血压显示器的灵敏度，使 30～130mmHg 的变化都能在显示器上明显的反映出来。将动脉插管端的导管内充满肝素溶液。

3. 动物的准备

（1）麻醉家兔并进行颈部手术，插入气管插管、分离减压神经。同时分离迷走神经并穿线备用。再将止血钳从颈总动脉下方穿过，轻轻张开止血钳，分离出 2～3cm 长的颈总动脉。在动脉上穿两条备用棉线，分别打上活结。将两线分别拉至分离出的动脉两端备用。同样方法分离另一侧血管与神经（一侧动脉用于插管侧压，另侧动脉实验用）。

（2）动脉插管　首先用 5ml 注射器从耳缘静脉注入肝素（200U/kg 体重）以防凝血。然后在一侧动脉行动脉插管术以记录血压。其方法如下：将动脉头端的备用线尽可能靠头端结扎（务必扎紧，以防渗血），然后在另一备用线的向心侧（尽可能近心端），用动脉夹夹闭。轻轻提起动脉头端的结扎线，用锐利的眼科剪在靠近扎线的稍后方，沿向心方向斜向剪开动脉上壁（注意：不可只剪开血管外膜，也切勿剪断整个动脉，剪口大小约为管径的一半）。一手持弯头眼科镊，将其一个弯头从剪口处插进动脉少许，轻轻挑起剪开的动脉上壁，另一手将准备好的动脉插管由开口处插入动脉管内。如果插入较浅，可用一手轻轻捏住进入插管的动脉管壁，另一手拿住动脉插管，顺势轻轻推进至 6～8mm 左右（如果手感滞涩，说明插管并未进入动脉，必须退出插管，重新剪口再插），用备用线将动脉连同进入的插管扎紧（插管不可因扎线松动而滑出，亦不可漏液），并将余线系在插管的固定侧支上，以免滑脱。注意：插管应与动脉血管的方向一致，以防插管尖端扎破动脉管壁。轻轻取下向心端动脉夹，可见动脉血与插管内液体混合。再取下通向压力传感器的止血钳，此时显示器上出现血压的波动曲线。

4. 实验观察

（1）观察正常血压曲线　调节扫描速度与增益，可以明显地观察到心室射血与主动脉回缩形成的压力变化与收缩压、舒张压的读数。有时可以观察到血压曲线随呼吸变化，心搏为一级波，呼吸波为二级波。然后将扫描速度调慢，观察正常血压曲线。

（2）轻轻提起对侧完好颈总动脉上的备用线，用动脉夹夹闭 30s（于夹闭前记录动脉通畅时的血压曲线），观察并记录血压变化。出现变化后即取下动脉夹，记录血压的恢复过程。

（3）记录对照血压曲线后，用手指按压颈动脉窦（下颌下方内侧），观察并记录血压变化。当血压明显下降时，则停止按压，待血压恢复（如果血压反而升高，说明按压的是血管，需重新寻找按压位置）。

（4）刺激减压神经　使刺激输出端连接保护电极，轻轻提起主动脉神经上的备用线，小心地将神经置于保护电极之上。记录对照血压曲线后，再用中等强度的连续电脉冲信号，通过保护电极，刺激神经 10～20s。血压出现明显下降后即可停止刺激，并待血压恢复。如果血压并不下降，可调整刺激强度或刺激频率再行刺激。任何刺激都无效时，则表示此神经并非减压神经。需要重新辨认神经后再行实验。

（5）分别刺激减压神经中枢端和外周端　双结扎减压神经后从两扎线结之间剪断神经。记录对照血压后，同法分别刺激神经的中枢端和外周端，观察并记录血压变化。

（6）刺激迷走神经　记录对照血压后，用同样的方法刺激迷走神经，观察血压下降曲线与（4）有何不同（如果血压下降很快、很低，应立即停止刺激）。

（7）结扎并剪断迷走神经　同时结扎双侧迷走神经后剪断，观察血压有何变化。

（8）刺激迷走神经外周端　分别刺激两侧迷走神经外周端，观察并记录血压变化有何不同。

（9）肾上腺素对血压的影响　记录对照血压曲线后，用1ml注射器，从耳缘静脉注入0.1～0.3ml肾上腺素溶液，观察并记录血压变化及恢复曲线。

（10）乙酰胆碱对血压的影响　同法注入0.1～0.2ml乙酰胆碱溶液，观察并记录注射前后血压变化。

（11）失血对血压的影响　从另一侧动脉插管后慢慢放血，观察放血量对血压的影响。

五、注意事项

1. 在手术中尽可能较少出血。
2. 手术结束时，先结扎动脉插管的近心端，然后再拔管。

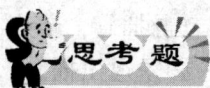

思考题

1. 讨论各项实验结果，说明血压正常及发生变化的机制。
2. 如何证明减压神经是传入神经？
3. 如何证明迷走神经外周端对心脏有调节作用？
4. 试分析减压神经放电与血压变化的关系。
5. 根据实验结果，说明神经、药物对心率与呼吸的影响。

（王兴红）

实验十二 人体肺活量和时间肺活量的测定

一、实验目的

学会测定肺活量和时间肺活量的方法。

二、实验原理

为了维持内环境中二氧化碳分压和氧分压的相对恒定，以适应新陈代谢的需要，机体必须不断地进行呼吸活动。外呼吸主要受呼吸运动、呼吸道的通畅程度、肺的顺应性及肺的弹性的影响。因此，常以测定肺活量（能反映呼吸运动的能力）、时间肺活量（能反映肺组织的弹性和呼吸道的通畅程度）来了解外呼吸的功能。

三、实验材料

1. **实验器材** 肺量计 1 台或电脑肺活量计 1 台、方盘 1 个、棉球、橡皮口嘴、鼻夹、水温计。
2. **实验药品** 75% 酒精。
3. **实验对象** 人体。

四、实验方法

1. **了解肺量计的结构、功能及使用方法** 肺量计除具有一般肺活量计的结构外，尚有鼓风机、钠石灰筒、记录装置等。实验前应先将外筒装好水，水量为外筒容量的80%。装好记录纸，接通电源，检查肺量计运转情况。
2. **肺活量的测定** 用旋转式肺活量计测定。首先根据水温计上所显示的温度调节肺活量计前部的指针到相应的刻度，令受试者作一次竭力深吸气后，立即由吹气口向筒内作最大限度的呼气，记下计量盘上刻度数字。连测三次，取最大一次的数值作为肺活量值。
3. **时间肺活量的测定** 受试者取立位，夹上鼻夹，口含与肺量计相通的橡皮口嘴，开动记纹鼓作平静呼吸数次，然后令受试者做最大吸气，屏住气，鼓速为 25mm/s，立即做最大的一口气呼出，直到不能再呼出为止，记录结果，然后再分别计算出第一秒、第二秒、第三秒的呼出气量，求出占肺活量的百分比。健康成人第一秒时平均约占 83%，第二秒时约占 96%，第三秒时约占 99%。

五、注意事项

1. 使用桶式肺活量计之前，要检查其是否漏气、漏水，平衡锤的重量是否合适。
2. 肺活量计的吹嘴，使用后都要消毒。

3．辅导教师应注意观察，防止学生因呼吸不充分、漏气或再吸气影响测定结果。

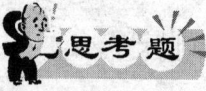

思考题

1．呼吸通气量受哪些因素影响？
2．哮喘患者在正常时和哮喘发作时的肺活量和时间肺活量有何变化？
3．肺通气量和肺泡通气量有何联系和区别？

（王兴红）

实验十三 胸膜腔负压的观察与气胸

一、实验目的

测量胸内负压；观察不同因素对胸内负压的影响；讨论胸内负压的形成机制。

二、实验原理

在平静呼吸时，胸膜腔内的压力虽随呼气和吸气而升降，但始终低于大气压，称为胸内负压。在胸膜腔密闭性被破坏后，外界空气进入胸膜腔形成气胸，胸内负压就会消失。

三、实验材料

1. 实验器材 兔手术台、哺乳动物手术用品 1 套、方盘 1 个、胸内套管（或粗的穿刺针头）1 个、水检压计 1 个、橡皮接管、20ml 注射器 1 具、针头。

2. 实验药品 20％氨基甲酸乙酯、生理盐水。

3. 实验对象 家兔 1 只。

四、实验方法

1. 麻醉和固定 从耳缘静脉注射 20％氨基甲酸乙酯（5ml/kg 体重）麻醉，仰卧位固定于手术台上。

2. 准备手术及实验装置 剪去颈部和右侧胸部的毛，在颈部正中线切开皮肤，分离出气管，插好气管套管。将特制的胸内套管用橡皮管连接至水检压计，检压计中的水可略加染料，以便读出水柱的高度。在兔右胸腋前线第四、五肋之间，做一长约 2cm 的皮肤切口。将胸内套管的箭头尖端从肋骨上缘垂直刺入胸膜腔内，迅即旋转 90 度并向外牵引，使箭头形尖端的后缘紧贴于胸廓内壁；将套管的长方形固定片与肋骨方向垂直，旋紧固定螺钉，使胸膜腔保持密封而不致漏气，此时可见水检压计的水柱面下降至插管前水平 0cmH$_2$O（即以大气为零参考点）以下，这表示胸膜腔内压低于外界大气压。也可用粗的穿刺针头代替胸内套管，将针头在肋骨上缘顺肋骨方向斜插入胸膜腔内，插入的深度以水检压计的水柱面下降并随呼吸而升降为止。用胶布将针尾固定于胸部皮肤上，以防针头移位或滑出。

3. 实验项目

（1）观察平静呼吸时的胸膜腔内压 待兔的呼吸平稳后，从水检压计上读出胸内负压的数值，比较吸气时和呼气时的胸内负压有何不同。

（2）增大无效腔对胸内负压的影响 将气管套管的一侧管接一短橡皮管后予以夹闭，在另一侧管上接一根长 50～100cm 的橡皮管以增大呼吸的无效腔，使呼吸加深加快。观察深呼吸时的胸膜腔内压的数值。此时的胸膜腔内压与平静呼吸时的相应数值有何不同。

（3）憋气的效应　在吸气末和呼气末分别堵塞或关闭双侧气管套管，此时动物虽用力呼吸，但不能呼出或吸入外界空气，处于憋气状态。观察此时胸膜腔内压变动的最大幅度，呼气时胸膜腔内压是否可以高于大气压。

（4）气胸及其影响　先从上腹部切开，将内脏下推，可观察到膈肌运动，然后沿右侧第七肋骨上缘切开皮肤，用止血钳分离肋间肌，造成1cm的贯穿胸壁创口，使胸膜腔与大气相通而造成开放性气胸。观察肺组织是否萎缩，胸膜腔内压是否仍然低于大气压并随呼吸而升降。

（5）形成气胸后，再封闭贯穿胸壁的创口，并用注射器抽出胸膜腔内的空气，观察此时胸膜腔内压的变化。

五、注意事项

1. 插入胸内套管时，切口不可太大，动作要迅速，以免空气漏入胸膜腔内过多。

2. 用穿刺针检测胸膜腔内压时，不要插得过猛过深，以免刺破肺组织和血管，形成气胸或出血过多。

3. 压力换能器的腔内不可充灌生理盐水。

4. 检测胸膜腔内压时若不慎形成气胸，应及时封闭漏气的创口，再用注射器抽出胸膜腔内的气体，可重新形成胸内负压。

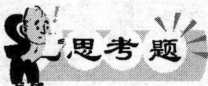

思考题

1. 平静呼吸时胸膜腔内压为什么始终低于大气压？

2. 憋气时，胸膜腔内压有何变化？是否可以高于大气压？

3. 胸膜腔与外界相通时，胸内负压有何变化？为什么？

（王兴红）

实验十四　呼吸运动的调节

一、实验目的

学习动物呼吸运动的描记；观察各种因素对呼吸运动的影响；加深理解呼吸运动的调节机制。

二、实验原理

呼吸运动能够自动有节律地进行，主要是低位脑干中呼吸中枢的功能。体内外各种刺激可以直接或通过化学感受器间接作用于呼吸中枢，改变呼吸运动的频率和深度，以适应机体代谢的需要。

三、实验材料

1. 实验器材　BL－420F 生物机能实验系统、哺乳动物手术用品一套、方盘 1 个、台秤 1 台、兔手术台 1 个、呼吸换能器 1 个、注射器（20ml、5ml 各 1 个）、50cm 长的橡皮管 1 根、装有 CO_2 或 N_2 球胆各一个。

2. 实验药品　20％氨基甲酸乙酯溶液、3％乳酸溶液、生理盐水。

3. 实验对象　家兔 1 只。

四、实验方法

1. 动物手术操作

麻醉及固定：用 20％氨基甲酸乙酯溶液进行麻醉（剂量为 5ml/kg 体重），经兔耳缘静脉缓慢注入（先在一分钟之内注射一半，然后休息两分钟，最后再用三分钟注射剩下的一半），待兔麻醉后，将其仰卧位固定于兔手术台上。

颈部手术：将兔颈正中、喉以下的皮毛剪掉（长约 4～5cm），作颈正中切口，用止血钳钝性分离皮下组织，暴露气管。

气管插管：将气管与周围组织钝性分离，在气管上做一"⊥"形切口，插入"Y"形气管套管，并用线将气管插管结扎固定。

用玻璃分针分离两侧迷走神经，并穿线备用，最后用温热生理盐水纱布覆盖于颈部创口部位。

2. 描记呼吸运动曲线　将压力换能器固定于铁支架上，用橡胶管将换能器与气管套管的一侧管相连。换能器的输入导线接到 BL－420F 生物机能实验系统的 CH2。

启动计算机，进入主界面，从实验项目中找出呼吸实验的"呼吸运动调节"项，开始记录。

3. 观察各种因素对呼吸运动的影响

（1）观察实验条件下，呼吸运动曲线的频率和幅值，调节实验记录系统的灵敏度和扫描速度等，使记录下的呼吸曲线的幅值大小适宜、速度适中。

（2）提高吸入气 CO_2 浓度　取装有 CO_2 的球胆，将球胆出气胶管的针头靠近兔气管插管的侧管口，以增加吸入气中 CO_2 的浓度。呼吸出现明显变化后，立即移走球胆出气胶管的针头，停止 CO_2 的输入，使动物恢复吸正常空气。

（3）提高吸入气中的 N_2 浓度　取装有 N_2 的球胆通过球胆出气针头靠近兔气管插管的侧管口，以提高吸入气中的 N_2 浓度，呼吸运动发生明显变化后移走针头，停止 N_2 的输入。

（4）血液酸碱度改变对呼吸运动的影响　用 5ml 注射器由耳缘静脉注入 3% 乳酸 4ml，降低血液的 pH 值后，观察呼吸运动的变化。

（5）增大无效腔对呼吸运动的影响　用 50cm 长的橡胶管套在气管插管的侧管上，因气管插管的另一侧管已与仪器相连，故动物只有通过长橡胶管通气，这样呼吸的无效腔增大。观察呼吸运动曲线的变化，待呼吸运动发生明显变化后，取下橡胶管。

（6）迷走神经对呼吸运动的影响　观察实验条件下一段正常的呼吸曲线后，先剪断一侧迷走神经，观察呼吸运动的变化；再剪断另一侧迷走神经，对比观察剪断迷走神经前后呼吸运动频率和深度的变化。

五、注意事项

1. 麻醉药量应严格计算，注药时应缓慢进行。

2. 耳缘静脉注入乳酸溶液时务必保证注入在静脉血管中，如动物麻醉偏浅，应适当追加麻醉药，以防动物挣扎。

3. 因静脉壁较薄，故静脉插管头部不能太锐利，以防刺破静脉。

4. 所描记的呼吸运动曲线每项实验的前后均要有正常对照。

思考题

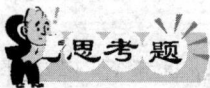

1. CO_2、缺氧、H^+ 对呼吸运动各有何影响？各作用途径如何？

2. 呼吸无效腔的增大对呼吸有何影响？作用机制如何？

3. 迷走神经在呼吸运动的调节中有什么作用？如想观察其在呼吸调节中的作用，还可通过刺激迷走神经的方法来观察，实验中应刺激颈部迷走神经的中枢端还是外周端？为什么？

（李超彦）

实验十五　胃肠运动的观察

一、实验目的

观察正常情况下胃和小肠的运动形式，理解神经、体液因素和某些药物对胃肠运动的影响。

二、实验原理

正常情况下胃肠运动的形式包括紧张性收缩、蠕动、分节运动等。其活动受神经体液因素的调节。副交感神经兴奋通过末梢释放乙酰胆碱能加强胃肠运动，胆碱酯酶抑制剂新斯的明也能加强胃肠运动，M受体阻断剂阿托品则抑制胃肠运动；交感神经兴奋时及内脏大神经的多数末梢释放去甲肾上腺素抑制胃肠运动。

三、实验材料

1. 实验器材　BL-420F生物机能实验系统1台、方盘1个、保护电极、哺乳类动物手术用品一套、兔手术台、注射器（20ml 1个、1ml 3个）。

2. 实验药品　20%的氨基甲酸乙酯溶液（或3%的戊巴比妥钠溶液）、0.01%盐酸肾上腺素溶液、0.001%乙酰胆碱溶液、硫酸阿托品、新斯的明、生理盐水。

3. 实验对象　家兔1只。

四、实验方法

1. 手术操作

（1）麻醉、固定　经耳缘静脉注射20%的氨基甲酸乙酯溶液（5ml/kg）麻醉动物后仰卧固定。

（2）颈部手术　分离气管并做好气管插管。

（3）腹部手术　剪去腹部的毛，自剑突下沿腹部正中线切开腹壁，暴露胃、肠管。在膈下食管的前方找到迷走神经前支，分离并穿好两条线备用。用生理盐水浸湿的纱布将肠推向右侧，在左侧肾上腺上方分离出左侧的内脏大神经，也穿好两条线备用。用温热的生理盐水浸浴胃肠道，保持腹腔内温度稳定在37~38℃，以防止胃肠表面干燥。

2. 仪器的连接　将配套的刺激电极与生物信号采集系统的刺激输出端端口相连，并调节好实验系统的参数，注意刺激方式为连续单刺激。

3. 观察项目

（1）观察正常情况下的胃肠活动，包括胃、小肠的紧张性收缩、蠕动及小肠的分节运动。

（2）用适宜频率和强度的电脉冲，刺激膈下的迷走神经。观察胃肠运动的变化。实验中可反复刺激直至出现明显的反应。

（3）调节电刺激的频率、强度，刺激内脏大神经，观察胃肠运动的变化。

（4）经耳缘静脉注射新斯的明 0.2～0.3ml，观察胃肠运动的变化。

（5）在注射新斯的明家兔出现反应的基础上，再从耳缘静脉注射阿托品 0.5ml，再观察胃肠运动的变化。

（6）在胃和一段松弛的肠管上各滴 3～5 滴 0.001％乙酰胆碱溶液，出现反应后立即用温热的生理盐水冲洗掉；再在胃和一段活动的肠管上各滴 3～5 滴 0.01％盐酸肾上腺素，观察胃肠运动有何变化。

五、注意事项

1. 麻醉用药不宜过量，要求浅麻醉，电刺激时强度适中。
2. 此实验不需描记，但需启动实验模块中的刺激项。
3. 实验过程中注意动物保温和防止器官干燥。

（王兴红）

实验十六　小鼠能量的测定

一、实验目的

学习测定小动物耗氧量的一种简单方法。

二、实验原理

通过测定动物在一定时间内的耗氧量，可以计算其代谢率。

三、实验材料

1. 实验器材　胶塞、500ml 广口瓶 1 个、5ml 注射器 1 具、2×10cm 试管（底开口）、水检压计 1 个、50℃温度计 1 支。

2. 实验药品　10% 氢氧化钾、甲基蓝溶液。

3. 实验对象　小鼠 1 只。

四、实验方法

1. 测定耗氧量的装置　主要为一个 500ml 的广口瓶，瓶盖为胶塞，其上钻有三个小孔：一个插 50℃的温度计，以测量瓶中的气温；一个与水检压计相连，以测定瓶中的压力；另一个则插入一支底部开口的试管，开口的边缘向内翻，放一小块浸透 10% KOH 溶液的棉球，以吸取动物呼出的二氧化碳。试管上端盖上胶塞，在一小孔内插入 5ml 注射器。测定开始时，胶塞周围涂一薄层液体石蜡，以防漏气。水检压计的水柱应放至 0 刻度。水中可加少量甲基蓝溶液，以便读数。

2. 用注射器向广口瓶内推入 5ml 空气，使水检压计的水柱上升。静置数分钟后，如水柱液面稳定，表示装置密封良好，可进行测定。

3. 把小鼠放入广口瓶内，塞紧胶塞，待 3～5min，让动物适应测定环境和使瓶内的温度稳定，并记录瓶内的温度。

4. 测定时使注射器的管芯保持 0 位，并记录水检压计上水柱液面的读数，然后向广口瓶内注入 5ml 空气，使检压计的水柱升高，当小鼠在瓶内进行呼吸时，装置内气体容积减少，则压力计的水柱液面缓慢下降。记录消耗 1ml 氧气所需的时间。重复测定 2～3 次，取其较稳定的数值计算小鼠的耗氧率。

五、注意事项

整个系统的活塞要盖牢，确保不漏气。向广口瓶注射空气时，压力计中上升的液面要维持恒定，如果液面自动迅速下降，则是漏气，而并非小鼠呼吸造成的。

思考题

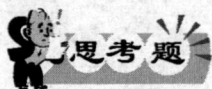

1. 能量代谢受哪些因素的影响?
2. 利用耗氧量如何计算代谢率? 计算所得实验结果可否作为基础代谢率?
3. 代谢与体温有关吗?

（王兴红）

实验十七　影响尿生成的因素

一、实验目的

学习膀胱插管导尿的方法，观察影响尿生成的因素及利尿药的作用，并分析其作用机制。

二、实验原理

本试验用生理盐和高效能利尿药物影响肾小球有效滤过压和肾小管重吸收功能，通过观察血压与尿量的变化，加深对肾脏生理及利尿药的作用和作用机制的理解和掌握。

三、实验材料

1. 实验器材　BL－420F 生物机能实验系统 1 台、哺乳动物手术用品 1 套、方盘 1 个、兔手术台 1 个、台称 1 台、8 号导尿管 1 根、保护电极 1 个、静脉输液装置 1 套、带针头塑料管 1 根、5ml 注射器 3 具、10ml 注射 2 具、20ml 注射 1 具、100ml 烧杯 1 个、手术灯 1 个。

2. 实验药品　生理盐水、20% 的氨基甲酸乙酯溶液、20% 葡萄糖溶液、1/10 000 去甲肾上腺素、1% 呋塞米溶液、垂体后叶素。

3. 实验对象　家兔 1 只，于实验前 1 小时给予自来水 40～50ml 灌胃。

四、实验方法

1. 动物手术

（1）麻醉与颈部手术　20% 的氨基甲酸乙酯溶液（5ml/kg）从耳缘静脉缓缓注入，将兔麻醉，用缚兔带将兔背位固定于兔手术板上，剪去颈部兔毛，做颈部正中垂直切口，分离一侧迷走神经并穿线备用。用头皮输液针做耳缘静脉穿刺并固定，缓慢输入生理盐水（5～10 滴/1min）以保持静脉通畅。

（2）腹部手术　方法一：从耻骨联合向上，将下腹部中线的皮毛剪掉，沿腹白线自耻骨联合向上做一长约 5cm 的切口，打开腹腔；找到膀胱，将膀胱拉出腹壁外，仔细辨认输尿管，分离其周围组织，在输尿管下方穿线，然后将膀胱上提，用线结扎膀胱出口，以防尿液从尿道排出。在膀胱顶部避开血管做一切口，插入膀胱插管，并用线结扎固定。将其插管连接到记滴装置上。按程序打开计算机，使之进入实验记录频道，单击菜单实验项目栏，弹出下拉菜单，从泌尿实验找出"影响尿生成的因素"栏，测试血压描记、尿液记滴。

方法二：用无菌充满生理盐水的 8 号导尿管前部涂沾少许液体石蜡（或甘油），从外尿道口插入膀胱 7～9cm。见尿液滴出后，将导尿管用胶布固定于兔体上。

2. 观察项目

（1）输入 37℃ 生理盐水 20～40ml，观察并记录尿量变化（滴/分）。

（2）静脉给予 1/10 000 去甲肾上腺素 0.5ml，观察并记录尿量变化。

（3）静脉给予 1% 速尿溶液 0.5ml/kg 体重，观察并记录尿量变化。

（4）静脉注射垂体后叶素 2 单位，观察并记录尿量变化。

（5）静脉注射 20% 葡萄糖溶液 5ml，观察并记录尿量变化。

（6）剪断分离出的一侧迷走神经，移动鼠标，选择刺激项，用保护电极以中等强度刺激迷走神经外周端（约 0.5～1min），观察尿量变化。

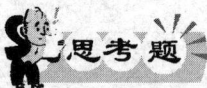

思考题

1. 本实验中哪些因素可影响肾小球的滤过？哪些因素影响肾小管和集合管的重吸收和分泌？

2. 静脉注射 20% 葡萄糖溶液和生理盐水引起多尿的机理是什么？

3. 给速尿后引起尿量增多的机制是什么？

（王兴红）

实验十八　瞳孔近反射及对光反射

一、实验目的

观察视调节反射和瞳孔对光反射现象，学会瞳孔对光反射和近反射的检查方法。

二、实验原理

双眼视物，物体和眼球距离变化时，晶状体的曲率、瞳孔的直径和两眼视轴的交角，通过眼调节反射发生相应变化，以保证物体在双眼视网膜相对称的位置上清晰成像。当光线强度发生变化时，通过瞳孔对光反射亦使瞳孔直径发生相应变化，从而控制进入眼球光线的量，保证物像亮度适宜。

三、实验材料

1. 实验器材　手电筒、直尺。
2. 实验对象　人体。

四、实验方法

1. 布置一暗室，实验在暗室中进行。
2. 瞳孔对光反射
（1）受检者坐在较暗处，检查者先观察受检者两眼瞳孔的大小，后用手电筒照射受检者一眼，立即可见受照眼瞳孔缩小（直接对光反射）；停止照射，瞳孔恢复原状。
（2）用手沿鼻梁将两眼视野分开，再用手电筒照射一侧眼睛，可见另一眼瞳孔也缩小，此称间接对光反射，又称互感性对光反射。
3. 瞳孔近反射　受检者注视正前方5m外某一物体（但不要注视灯光），检查者观察其瞳孔大小。告诉受检者，当物体移近时必须目不转睛地注视物体。然后将物体迅速地移向受检者眼前，用直尺测量其瞳孔有何变化，并注意两眼球会聚现象。
正常成人瞳孔直径2.5~4.0mm（可变动于1.5~8.0mm）。

五、注意事项

做视调节反射时，当目标由远移近时，受视者眼睛必须始终注视目标。

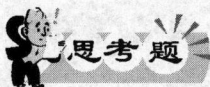

思考题

1. 眼的调节包括哪些？

2. 眼的折光系统由哪些组成？

3. 近视眼的两种反射如何变化？

（李德恒）

实验十九　盲点测定及视力的测定

Ⅰ 盲点的测定

一、实验目的

证明盲点的存在，并计算盲点所在的位置和范围。

二、实验原理

视网膜在视神经离开视网膜的部位（即视神经乳头所在的部位）没有视觉感受细胞，外来光线成像于此不能引起视觉，故称该部位为生理性盲点。由于生理性盲点的存在，所以视野中也存在生理性盲点的投射区。此区为虚性绝对性暗点，在客观检查时是完全看不到视标的部位。根据物体成像规律，通过测定生理性盲点投射区域的位置和范围，可以根据相似三角形各对应边成正比的定理，计算出生理盲点所在的位置和范围。

三、实验材料

1. **实验器材**　白纸、铅笔、黑色和白色视标、直尺、遮眼板。
2. **实验对象**　人体。

四、实验方法

1. 将白纸贴在墙上，受试者立于纸前50cm处，用遮眼板遮住一眼，在白纸上与另一眼相平的地方用铅笔划一"+"字记号。令受试者注视"+"字。实验者将视标由"+"字中心向被测眼颞侧缓缓移动。此时，受试者被测眼直视前方，不能随视标的移动而移动。当受试者恰好看不见视标时，在白纸上标记视标位置。然后将视标继续向颞侧缓缓移动，直至又看见视标时记下其位置。由所记两点连线之中心点起，沿着各个方向向外移动视标，找出并记录各方向视标刚能被看到的各点，将其依次相连，即得一个椭圆形的盲点投射区。

2. 根据相似三角形各对应边成正比定理，可计算出盲点与中央凹的距离及盲点直径。

五、注意事项

1. 生理性盲点呈椭圆形，垂直径7.5cm±2cm，横径5.5cm±2cm。
2. 生理性盲点在注视中心外侧15.5cm，在水平线下1.5cm。

Ⅱ 视力的测定

一、实验目的

学习视力测定的方法，理解视力测定的原理。

二、实验原理

视力即视敏度，指眼分辨物体微细结构的最大能力。通常以能辨别两点之间的最小距离来衡量。国际上规定能够分辨离眼球 5m 远处相距 1.5mm 两点的视力为 1.0，作为正常视力的标准。此时来自这两点的光线进入眼球所形成的视角为 1/60 度（1 分角），在视网膜上两点物像之间正好隔一个视锥细胞。

三、实验材料

1. **实验器材**　远视力表、指示棒、米尺。
2. **实验对象**　人体。

四、实验方法

1. 将视力表挂在光线充足、照明均匀的墙上，使表上的第 10 行符号与受试者眼睛处于同一处水平高度。

2. 在距视力表 5m 处画一横线，受试者面对视力表，站在横线处。

3. 遮住受试者一眼，测试另一眼。检查者用指示棒从上往下逐行指示表上符号，每指一符号，令受试者说出表上"E"或"C"缺口的方向，直至不能辨认为止。受试者能分辨的最后一行符号的表旁数值，代表受试者的视力。

4. 用同法检查另一眼的视力。

五、注意事项

1. 最好使用 60W 日光灯照明。
2. 如受试者不能辨认，应换同一行的其他字母辨认。

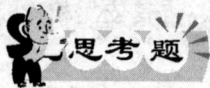

思考题

1. 试述测定盲点与中央凹的距离和盲点直径的原理。
2. 在我们日常注视物体时，为什么没有感觉到生理性盲点存在？
3. 当盲点范围发生变化时，我们应注意什么问题？

（李德恒）

实验二十　视野的测定

一、实验目的

学习视野计的使用方法和视野的检查方法。

二、实验原理

视野是单眼固定注视正前方时所能看到的空间范围，此范围又称为周边视力，也就是黄斑中央凹以外的视力。借助此种视力检查可以了解整个视网膜的感光功能，并有助于判断视力传导通路及视觉中枢的功能。正常人的视力范围在鼻侧和额侧的较窄，在颞侧和下侧的较宽。在相同的亮度下，白光的亮度最大，红光次之，绿光最小。不同颜色视野的大小，不仅与面部结构有关，更主要的是取决于不同感光细胞在视网膜上的分布情况。

三、实验材料

1. 实验器材　视野计、白色、红色和绿色视标、视野图纸、铅笔。
2. 实验对象　人体。

四、实验方法

1. 观察视野计的结构和熟悉使用方法？视野计的样式颇多，最常用的是弧形视野计。它是一个安在支架上的半圆弧形金属板，可围绕水平轴旋转360°。该圆弧上有刻度，表示由点射向视网膜周边的光线与视轴之间的夹角。视野界限即以此角度表示。在圆弧内面中央装一个固定的小圆镜，其对面的支架上附有可上下移动的托颌架。测定时，受试者的下颌置于托颌架上。托颌架上方附有眼眶托，测定时附着在受试者眼窝下方。此外，视野计附有各色视标，在测定各种颜色的视野时使用。

2. 在明亮的光线下，受试者下颌放在托颌架上，眼眶下缘靠在眼眶托上，调整托架高度，使眼与弧架的中心点在同一条水平线上。遮住一眼，另一眼凝视弧架中心点，接受测试。

3. 实验者从周边向中央缓慢移动紧贴弧架的白色视标，直至受试者能看到为止。记下此时视标所在部位的弧架上所标之刻度。退回视标，重复测试一次，待得出一致的结果以后，将结果标在视野图的相应经纬度上。同法测出对侧相应的度数。

4. 将弧架一次转动45°角，重复上述测定，共操作4次得8个度数，将视野图8个点依次相连，便得出白色视野的范围。

5. 按上述方法分别测出该侧的红色、绿色视野。

6. 同法测出另一眼的白色、红色、绿色视野。

五、注意事项

1. 在测试中，要求被测眼一直注视圆弧形金属架中心固定的小圆镜。
2. 测试视野时，以被测者确实看到视标为准，即测试结果必须客观。

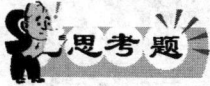

思考题

1. 患者左眼颞侧视野、右眼鼻侧视野发生缺损，请判断其病变的可能部位。
2. 夜盲症患者的视野将会发生什么变化？为什么？
3. 视交叉病变时，患者视野将出现何种改变？为什么？

（李德恒）

实验二十一　声波的传导途径

一、实验目的

比较声波气导和骨导两条途径的听觉效果；学习临床上常用的鉴别神经性耳聋和传导性耳聋的检查方法。

二、实验原理

声波经过外耳道引起鼓膜振动，再经听骨链和前庭窗传入耳蜗，这是声音传导的主要途径，称为气导。声波也可以直接引起颅骨的振动，再引起颞骨内的淋巴振动，这种传导称为骨导。骨传导的效果远较气导为差，但当气导明显受损时，骨导则相对增强。

三、实验材料

1. 实验器材　音叉（频率为 256 次/s 或 512 次/s）、棉球。
2. 实验对象　人体。

四、实验方法

1. 比较同侧耳的气导和骨导（任内试验）

（1）受试者背对检查者而坐，检查者敲响音叉后，立即将音叉置于受试者一侧颞骨乳突处（骨导）。当受试者表示听不见声音时，立即将音叉移至同侧的外耳道处（气导），询问受试者能否听到声音。然后，先将敲响的音叉置于外耳道口处，当受试者听不见声音时，立即将音叉移至同侧乳突部，询问受试者能否听到声音。如气导时间 > 骨导时间，称为任内试验阳性。

（2）用棉球塞住受试者一侧耳孔（模拟气导障碍），重复上述实验，如气导时间 ≤ 骨导时间，称为任内试验阴性。

2. 比较两耳骨导（魏伯试验）

（1）将敲响的音叉柄置于受试者前额正中发际处，正常时两耳感受的声音强度应相同。

（2）用棉球塞住受试者一侧耳孔，重复上述实验，此时塞棉球一侧感受的声音强度高于对侧。

五、注意事项

1. 室内必须保持安静，以免影响听觉效果。
2. 敲击音叉不可用力过猛，更不可在坚硬物体上敲击。

3．音叉置于外耳道时，不要触及耳廓和头发，且应将音叉振动方向对准外耳道。

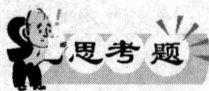

思考题

1．耳聋有哪些种类？
2．我们如何判断声音的方向？
3．耳廓去除有什么影响？

（李德恒）

实验二十二 内耳迷路功能的观察

一、实验目的

1. 学习家鸽迷路损毁的方法，观察迷路与姿势的关系。
2. 学习损毁蛙类、豚鼠迷路的方法。
3. 观察迷路与姿势的关系。

二、实验原理

动物的内耳迷路是姿势反射的感受器之一，当其一侧迷路被破坏后可见肌紧张及姿势异常，从而了解迷路在维持姿势平衡和正常运动中的作用。

三、实验材料

1. **实验器材** 蛙类手术用品一套、方盘 1 个、纱布、棉球。
2. **实验药品** 氯仿。
3. **实验对象** 蟾蜍 1 只、豚鼠 1 只、家鸽 1 只。

四、实验方法

1. 应用急性解剖手术，暴露家鸽一侧三个半规管，损毁之，并观察家鸽的姿势和运动的改变。
2. 用纱布包住蟾蜍躯干部，是其腹面向上握于左手中，翻开下颌用左手拇指压住。用手术剪沿颅底中线剪开黏膜（勿损伤中线两侧的血管），向两侧分离，可看到"十"字形的副蝶骨。迷路位于副蝶骨横突的左右两旁。用手术刀削去薄薄一层骨质，可看到小米粒大的白点，此处即是内耳囊。将毁髓针刺入内耳囊 2~3mm，转动针尖，搅毁其中的迷路。
3. 在豚鼠的耳内滴入氯仿。
4. 毁迷路几分钟后，观察动物的姿势和运动，与正常比较有何不同。

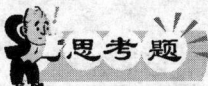

思考题

1. 依据实验结果说明迷路的功能。
2. 半规管之间角度是多少？
3. 双侧迷路破坏动物有何变化？

（李德恒）

实验二十三　反射时的测定及反射弧的分析

一、实验目的

1. 学习测定反射时的方法。
2. 了解反射弧的组成。

二、实验原理

从皮肤接受刺激至机体出现反应的时间为反射时。反射时是反射通过反射弧所用的时间，完整的反射弧则是反射的结构基础。反射弧的任何一部分缺损，原有的反射不再出现。由于脊髓的功能比较简单，所以常选用只毁脑的动物（如脊蛙或脊蟾蜍）为实验材料，以利于观察和分析。

三、实验材料

1. 实验器材　蛙类手术用品一套、铁架台 1 个、蛙嘴夹 1 个、200ml 小烧杯 1 个、小滤纸片、棉花、纱布。

2. 实验药品　0.5% 及 1% 硫酸溶液。

3. 实验对象　蟾蜍 1 只。

四、实验方法

1. 制备脊蛙分离坐骨神经　取一只蟾蜍或蛙，只毁脑制备脊蛙或脊蟾蜍，用蛙嘴夹夹住脊蟾蜍下颌，悬挂于支架上。

2. 反射时测定　将蟾蜍右下肢的指尖浸入 0.5% 稀硫酸液中，同时开动秒表记录从浸入至肢体反射的时间。反射发生后用清水反复洗去皮肤上的稀硫酸，用纱布擦去清水。重复测定三次，每次应间隔 3 分钟，求时间平均值，此值即为反射时。

3. 反射弧的分析

（1）用手术剪自左后肢踝关节处环切皮肤，然后将脚趾上的皮肤剥去。用 0.5% 硫酸刺激去皮的长趾，记录结果。

（2）将浸泡了 1% 硫酸溶液的滤纸片贴于蟾蜍腹部，观察蟾蜍反应，记录结果。

（3）剪开右侧股部皮肤，分离出坐骨神经穿线备用，用蛙嘴夹夹住脊蟾蜍下颌，悬挂于支架上。

（4）剪断右侧坐骨神经，再将浸泡 1% 硫酸溶液的滤纸片贴于蟾蜍腹部，观察蟾蜍反应，记录结果。

（5）用金属探针破坏脊髓，重复（2）记录结果。

五、注意事项

1. 每次实验时，要使皮肤接触硫酸的面积不变，以保持相同的刺激强度。
2. 刺激后要立即洗去硫酸，以免损伤皮肤。

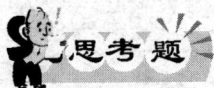

思考题

1. 以实验结果为根据，说明反射弧的由哪几部分构成？
2. 反射和反应有何异同？
3. 破坏脑后动物是否死亡？

（李超彦）

实验二十四　大脑皮层的诱发电位

一、实验目的

学习通过刺激外周神经，在相应的皮层区记录其传入神经所引起的皮层诱发电位的方法，并观察大脑皮层诱发电位的一般特征。

二、实验原理

诱发电位是指感觉传入神经受刺激时，在大脑皮层某一局限区域引出的电位变化。记录诱发电位是研究皮层感觉机能定位的重要方法之一。在正常情况下，大脑皮层经常具有持续的节律性的自发脑电活动，当外来刺激作用于感觉传入系统时，大脑皮层在自发脑电活动的背景上出现诱发电位。

三、实验材料

1. 实验器材　哺乳类动物手术用品一套、骨钻和骨钳各1把、方盘1个、兔手术台1个、BL-420F生物机能实验系统1台、引导电极。

2. 实验药品　20%的氨基甲酸乙酯溶液、骨蜡。

3. 实验对象　家兔1只。

四、实验方法

1. 麻醉　用20%的氨基甲酸乙酯（5ml/kg）体重耳缘静脉注入麻醉，麻醉深度以呼吸次数20次/min为宜。

2. 浅桡神经的分离　在左前肢肘部桡侧剪毛，切开皮肤，分离出浅桡神经。

3. 暴露大脑皮层　将兔头固定，头顶部剪毛，沿正中线切开头皮，暴露顶骨。在右侧顶骨矢状缝与冠状缝交界旁2~4mm处用骨钻和骨钳将颅骨打开，露出大脑皮层，如有出血立即用骨蜡止血。将引导电极放在右侧大脑皮层的前肢感觉代表区，电极必须很好地与皮层表面硬脑膜接触，但切不可损伤皮层表面的脑组织，接地电极放在头部皮肤切口边缘上。

4. 观察项目：

（1）观察大脑皮层自发脑电波。

（2）用单刺激刺激左前肢浅桡神经，强度由弱逐渐增强，直至引起诱发电位。诱发电位一般由先正后负的主反应电位变化和后发放（指主反应之后出现的一系列正相的周期性电位变化）两部位组成，本实验主要观察主反应，并测定最大反应点的潜伏期和振幅（在寻找最大反应点时，应固定刺激强度）。

五、注意事项

1. 麻醉深度以自发脑电稳定为准，呼吸频率以 20 次/min 左右为宜。
2. 手术过程中尽量减少出血，切勿损伤皮层。

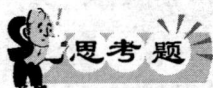

思考题

1. 大脑皮层诱发电位是如何产生的？
2. 躯体感觉信号如何传入大脑皮层？
3. 脑电波是如何产生的？

（李德恒）

实验二十五　捣毁小鼠小脑的观察

一、实验目的

观察小白鼠小脑损伤后对肌紧张和身体平衡等躯体运动的影响。

二、实验原理

小脑是调节姿势和躯体运动的重要中枢。接受来自运动器官、平衡器官和大脑皮质运动区的信息。它具有维持身体平衡、调节肌紧张、协调随意运动等功能。因此，当小脑损伤后会出现身体失衡、肌张力改变以及共济失调。

三、实验材料

1. 实验器材　哺乳类动物手术用品一套、方盘 1 个、鼠手术台 1 个、9 号注射针头、药用棉、200ml 烧杯 1 个。

2. 实验药品　乙醚。

3. 实验对象　小白鼠 1 只。

四、实验方法

1. 取小白鼠一只，在实验台上观察其正常活动（姿势、肌张力等）情况。

2. 麻醉　将小白鼠罩于烧杯内，同时放入一块浸有乙醚的棉球，使其麻醉，待呼吸变深变慢，不再有随意运动时，将其取出，俯卧位缚于鼠台上。

3. 手术及观察

（1）剪去头顶部的毛，沿正中线剪开头皮直达耳后部。以左手拇、食指捏住头部两侧，用刀背刮剥颈肌及骨膜，充分暴露顶间骨，通过透明的颅骨可以看到小脑。

（2）仔细辨认小鼠颅骨的各缝（冠状缝、矢状缝、人字缝），用针头垂直穿透一侧小脑的顶间骨（进针处为人字缝下 1mm，矢状缝旁 2mm），先浅破坏，进针深度约为 2mm，轻轻转动针尖，破坏其周围小脑组织，然后取出针头，用棉球压迫止血，待其清醒后观察其姿势、肌肉紧张度、行走的平衡等现象，观察动物是否向一侧旋转或翻滚。然后再进行深破坏，进针 3mm 并搅动，取出针头，用棉球压迫止血，观察方法同前。

五、注意事项

1. 麻醉时要密切观察动物的呼吸变化，避免麻醉过深致动物死亡。

2. 手术过程中如动物苏醒挣扎，可随时用乙醚棉球追加麻醉。

3. 捣毁小脑时不可刺入过深，以免伤及中脑、延髓或对侧小脑。

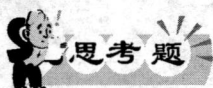思考题

1. 小脑分哪几区？各有何功能？
2. 运动性震颤的机制是什么？
3. 皮层小脑有何功能？

（李德恒）

实验二十六　大脑皮层运动机能定位

一、实验目的

本实验的目的是通过电刺激大脑皮层运动区引起躯体运动效应，观察皮层运动区机能定位现象，进一步领会皮层运动区对躯体运动的调节作用。

二、实验原理

大脑皮层运动区是调节躯体运动机能的高级中枢。它通过锥体系和锥体外系下行通路，控制脑干和脊髓运动神经元的活动，从而控制肌肉运动。电刺激皮层后发生的效应在人和高等动物的中央前回最为明显，称为皮层运动区机能定位或运动的躯体定位结构。在较低等的哺乳动物，如兔和大鼠，大脑皮层运动机能定位已具一定雏形。

三、实验材料

1. 实验器材　刺激电极、哺乳类动物手术用品一套、方盘 1 个、小骨钻、小咬骨钳、骨腊（或止血海绵）、BL – 420F 生物机能实验系统 1 台。

2. 实验药品　3% 戊巴比妥钠或 20% 的氨基甲酸乙酯溶液、生理盐水、液体石蜡。

3. 实验对象　大鼠或家兔 1 只。

四、实验方法

1. 仪器装置　按操作规程连接实验用的电刺激器和刺激电极。

2. 手术操作

（1）麻醉　大鼠以 3% 戊巴比妥钠 1ml/kg 体重进行肌内注射，兔则用 20% 的氨基甲酸乙酯溶液以 2.5ml/kg 体重从耳缘静脉注射，轻度麻醉。

（2）开颅法　将动物俯卧位固定并将头部固定于上，剪去头部的毛，从眉间至枕部矢状线切开皮肤及骨膜，用刀柄向两侧剥离肌肉并刮去颅顶骨膜。用小骨钻小心钻开颅骨，勿伤硬脑膜。用小咬骨钳扩大创口，暴露一侧大脑表面，勿伤及矢状窦。需要时用骨蜡（或明胶海棉）止血。小镊子夹起硬脑膜并仔细剪掉暴露出大脑皮层，滴上少量温热液体石蜡，以防皮层干燥。手术完毕放松动物的头及四肢，以便观察躯体运动效应。

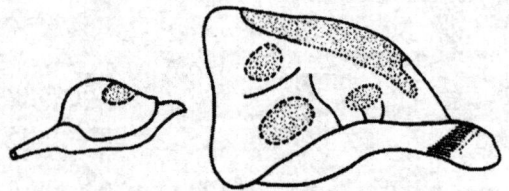

观察刺激皮层的效应：逐点依次刺激大脑皮层不同区域，观察躯体运动反应，并将结果标记在大脑半球侧面观的

图 2 – 10　大鼠（左）和
兔（右）右侧大脑半球示意图

示意图上（见图 2 - 10）。刺激参数：波宽 0.1 ~ 0.2ms，电压 10 ~ 20V，频率 20 ~ 100Hz。每次刺激时间持续约 1 ~ 5s；每次刺激后休息约 1min。

（3）不开颅法

① 切开头顶皮肤，暴露颅骨。

② 先根据骨标志线（见图 2 - 11）定位。

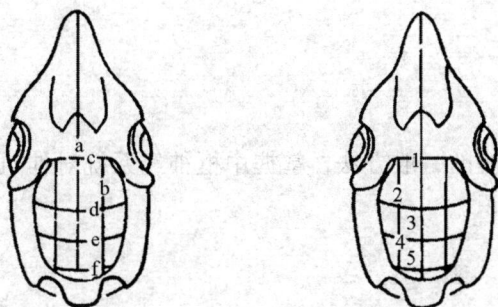

图 2 - 11　大鼠或兔骨标志线及刺激区

a. 矢头线；b. 旁矢状线；c. 切迹直线；d. 冠状线；e. 顶冠间线；f. 举尾

1. 头动；2 咀嚼；3. 前肢；4. 竖耳；5. 举尾

a. 矢状线　与矢状缝重合的直线。

b. 旁矢状线　沿眶后切迹内侧缘与矢状线相平行的直线。

c. 切迹连线　两侧眶后切迹前缘连线。

d. 冠状线　冠状缝的平行线。

e. 顶冠间线　顶间前线与冠状线之间的平行线。

f. 顶间前线　沿顶间骨前端（即人字缝顶点）与冠状线的平行线。

③ 参照图 2 - 11 的数字位置将大头针去帽制成的针形电极以小锤自颅顶外部垂直钉入约 2 ~ 3mm 深。

④ 刺激电极采用单极输出连接到大头针，无关电极置腹部正中皮下。移动大头针，找到最佳代表区，并绘图。

五、注意事项

1. 麻醉深度以呼吸频率 20 次/min 左右为宜。

2. 手术过程中尽量减少出血，切勿损伤皮层。

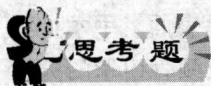思考题

1. 大脑皮层是如何产生运动的？

2. 大脑皮层运动区位于何处？

3. 随意运动是什么？

（李德恒）

实验二十七　去大脑僵直

一、实验目的

让学生熟悉大脑实验的一般方法，掌握中枢神经系统对伸肌的紧张度具有易化作用和抑制作用的相关知识。

二、实验原理

中枢神经系统对伸肌的紧张度具有易化作用和抑制作用，通过二者的作用使骨骼肌保持适当的紧张度，以维持机体的正常姿势。若在中脑上、下丘之间离断动物的脑干，则抑制伸肌紧张的作用减弱而易化伸肌紧张的作用相对加强，动物将出现四肢伸直，头尾昂起，脊柱后挺的角弓反张现象，这就是去大脑僵直。

三、实验材料

1. 实验器材　哺乳动物手术用品 1 套 、方盘 1 个、骨钻 1 把、咬骨钳 1 把、竹刀 1 把、骨蜡或止血海绵、纱布、脱脂棉。

2. 实验药品　20% 的氨基甲酸乙酯溶液、生理盐水。

3. 实验对象　家兔 1 只。

四、实验方法

1. 手术操作

（1）从兔耳缘静脉按 5 ml/kg 体重的量缓慢注入 20% 的氨基甲酸乙酯溶液。

（2）动物麻醉后，将兔仰卧固定与手术台上，减去颈部及头顶的毛，于颈部正中线切开皮肤，分离肌肉、暴露气管后做气管插管；找出气管左、右两侧的颈总动脉，均穿线以备结扎。

（3）将兔转为俯卧位，四肢固定。用手托住头部，由两眉连线中点上方至枕部将头皮纵行切开，用刀柄向两侧剥离肌肉与骨膜；兔头水平放置，在旁开矢状缝 0.5mm 左右的颅顶处用骨钻开孔，再以咬骨钳将创口扩大，暴露整个大脑上表面。手术过程中，若颅骨出血可用骨蜡止血，特别是向对侧扩展时，要注意勿伤及颅骨内壁的矢状窦，以免大出血。剪开硬脑膜。结扎两侧颈总动脉。将动物的头托起，用切脑刀柄从大脑半球后缘轻轻翻开枕叶，即可见到四叠体（上丘较大，下丘较小），在上、下丘之间切脑刀片与水平呈 60°果断向颅底横切，将脑干完全切断。

2. 观察与纪录　松绑四肢，几分钟后，可见兔的四肢伸直，头仰，尾上翘，呈角弓反张状态。

五、注意事项

1. 麻醉不能过深。

2. 切断脑干处的定位要准确，若切割部位太低，可损伤延髓呼吸中枢，引起呼吸停止；反之，横切部位过高，则可能不出现去大脑僵直现象。

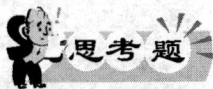

思考题

1. 家兔产生去大脑僵直的机制是什么？

2. 去大脑僵直实验对临床神经反射检查有何启示？

3. α 僵直和 γ 僵直有何不同？

（李德恒）

实验二十八　不同的给药剂量对药物作用的影响

一、实验目的

1. 观察不同的给药剂量对小鼠作用的差异。
2. 学会小鼠的捉持和腹腔注射方法。
3. 关爱动物，正确进行实验操作，认真观察和记录实验现象和结果。

二、实验原理

药物剂量的大小是决定机体内血药浓度和药物作用强弱的主要因素。在一定剂量范围内，药物剂量与药物作用强度成正比，超出一定范围则有可能发生中毒。水合氯醛是中枢神经系统抑制药，随着剂量的增加依次出现镇静、催眠、抗惊厥和麻醉作用，过量则可抑制延髓呼吸中枢和血管运动中枢，甚至导致呼吸麻痹而死亡。

三、实验材料

1. **实验器材**　天平 1 套、1ml 注射器 3 个、钟罩或大烧杯 3 个。
2. **实验药品**　0.2% 的水合氯醛溶液、1% 的水合氯醛溶液、3% 的水合氯醛溶液，1% 苦味酸溶液。
3. **实验对象**　小白鼠 3 只。

四、实验方法

1. 取体重相近的健康小白鼠 3 只，称重、标记，观察其正常活动（活动情况、呼吸、肌张力、翻正反射等）。
2. 甲鼠腹腔注射 0.2% 水合氯醛溶液 0.1ml/10g，乙鼠腹腔注射 1% 水合氯醛溶液 0.1/10g，丙鼠腹腔注射 3.0% 水合氯醛溶液 0.1ml/10g，分别至于钟罩或大烧杯内，记录给药时间。
3. 观察并比较三鼠出现反应的时间及变化（有无镇静、睡眠、麻醉）情况，并记录反应发生的时间和反应程度。

五、实验结果

将所观察的实验结果填入表 2-1。

表 2 – 1　不同剂量的水合氯醛溶液对小鼠活动的影响

鼠号	体重 (g)	给药前反应				药物及剂量 (ml)	给药后反应			
		活动情况	呼吸	肌张力	翻正反射		活动情况	呼吸	肌张力	翻正反射
1										
2										
3										

六、注意事项

1. 水合氯醛应临用前配制，配制后应放在棕色滴瓶中避光保存，保质时间一般不超过 3 天。

2. 小鼠抑制时表现为活动减少、睡眠、麻醉时翻正反射消失（将小白鼠提起，背部朝下、四肢朝上，轻轻放到桌面上，15 秒内不能自动翻转站立视为翻正反射消失）。

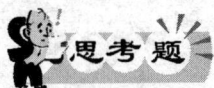

思考题

1. 三鼠的反应有何不同？为什么？

2. 什么是药物安全范围？它对临床用药有何意义？

3. 以水合氯醛为例说明药物剂量对药物作用的影响及临床用药应注意些什么？

（毛　讯）

实验二十九 不同给药途径对硫酸镁作用的影响

一、实验目的

1. 观察不同给药途径对硫酸镁作用的差异，比较硫酸镁口服给药和注射给药药理作用的差异。

2. 观察硫酸镁对呼吸和肠蠕动的影响作用，并分析其作用机制。

3. 学会小鼠的灌胃和腹腔注射方法。

4. 培养科学认真的实验态度，养成良好的习惯；学会正确记录实验数据及对实验数据进行客观分析处理。

二、实验原理

不同的给药途径可以影响药物吸收的速度和量，从而影响药物作用的快慢和强弱，有的甚至影响药物作用的性质产生完全不同的作用。前者是对药物作用量的差异，如水合氯醛为中枢抑制药，随着剂量的增加可引起镇静、催眠、抗惊厥、麻醉等作用。后者是质的差异，如硫酸镁，口服难以吸收，因可提高肠腔渗透压引起导泻作用；注射吸收后可拮抗钙离子作用、松弛肌肉、降低血压，过量可导致呼吸肌麻痹、呼吸抑制、心跳停止。

三、实验材料

1. **实验器材** 1ml 注射器、小鼠灌胃器 1 个、天平、砝码、钟罩或大烧杯 3 个。

2. **实验药品** 1% 卡红硫酸镁溶液（用 10% 硫酸镁溶液配置）、1% 卡红氯化钠（0.9% 的氯化钠配置），1% 苦味酸溶液（标记用）。

3. **实验对象** 小白鼠（20~22g）。

四、实验方法

1. 取体重相近的健康小白鼠 3 只，称重、标记，观察正常活动（呼吸、肠蠕动、肌张力、翻正反射等）。

2. 甲鼠腹腔注射 1% 卡红硫酸镁溶液 0.15ml/10g，乙、丙两鼠分别以 1% 卡红硫酸镁溶液、1% 的卡红氯化钠溶液 0.15ml/10g 灌胃并并及记时，然后置于大烧杯中，观察并比较三鼠有何不同反应发生。

3. 给药 30min 后，将乙、丙两鼠分别拉颈椎脱臼处死，立即剖腹，将肠取出，去除肠系膜，将肠管缓缓拉直，先测自幽门至回盲瓣小肠的总长度，再测卡红向前推进的最远端距离，并计算卡红推进的长度占小肠全长的百分率。

五、实验结果

将所观察到的实验结果分别填入表 2 - 2、2 - 3。

表 2 - 2 不同给药途径对硫酸镁作用的影响

鼠号	体重 (g)	给药前情况				给药途径	药物及用量 (0.15ml/10g)	给药前反应			
		呼吸	蠕动	肌张力	翻正反射			呼吸	肠蠕动	肌张力	翻正反射
甲						注射					
乙						灌胃					

表 2 - 3 硫酸镁导泻作用观察与比较

鼠号	体重 (g)	药物及用量 (0.15ml/10g)	小肠总长度 (mm)	卡红推进的长度 (mm)	卡红推进占小肠全长百分比 (%)
乙					
丙					

六、注意事项

1. 每小组实验小鼠体重应相近，禁食 12h 不禁水；给药剂量应尽量准确，灌胃及处死间隔时间必须一致。

2. 测量肠管长度应避免过度牵拉，应缓缓分离小肠后渐渐伸直进行测量。

3. 卡红向前推动可有中断现象，应以移动最远端为测量终点。

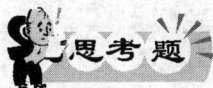

思 考 题

1. 同一药物以不同给药途径给予对药物作用会有哪些影响？

2. 比较各种给药途径的优缺点？

3. 不同给药途径在临床应用时有何意义？

(毛 讯)

实验三十　肝脏功能对药物作用的影响

一、实验目的

1. 了解制造肝损伤模型的方法。
2. 观察肝功能功能状态对戊巴比妥钠作用的影响。

二、实验原理

戊巴比妥钠主要在肝脏代谢而灭活，肝脏功能直接影响其药理作用发挥的快慢和维持时间的长短。四氯化碳对肝脏毒性较大，可使肝细胞坏死，使肝功能损伤。常被用于建立中毒性肝炎的动物模型，借以观察肝脏的功能状态对药物作用的影响及筛选保肝药。本实验用皮下注射四氯化碳的方法，制造小鼠肝损伤模型，观察肝功能对戊巴比妥钠催眠作用的影响。

三、实验材料

1. **实验器材**　1ml注射器、小动物电子秤或天平、鼠笼、钟罩或大烧杯2个。
2. **实验药品**　10%四氯化碳溶液，0.3%戊巴比妥钠溶液，生理盐水。
3. **实验对象**　小白鼠（18~22g）。

四、实验方法

1. 造肝损伤模型　取体重相近的健康小鼠24只，随机分为甲、乙两组。于实验前24小时，甲组小鼠用四氯化碳溶液皮下注射0.2ml/10g，造成肝脏损害；乙组小鼠用等容量生理盐水皮下注射。
2. 分组　生理盐水组和肝损伤组各2只。
3. 实验时每小组分别分别腹腔注射0.3%戊巴比妥钠溶液0.2ml/10g。
4. 观察小鼠的反应（活动情况、呼吸深浅及频率、体位、翻正反射），并记录小鼠翻正反射消失的时间、清醒的时间，计算潜伏期和维持时间。并比较两组间的差异，为什么？

各鼠的催眠潜伏期是指从给戊巴比妥钠到翻正反射消失的时间，睡眠时间是从翻正反射消失到恢复的时间。

五、实验结果

将所观察的实验结果数据填入表2-4和表2-5，综合全实验室数据，计算各小鼠催眠潜伏期及睡眠时间的平均值及标准差，并进行组间比较t检验。

表 2 –4　给药后小鼠状态的结果观察

组别	鼠号	体重（g）	给药途径	剂量（0.2ml/10g）	给药后反应
生理盐水组	1				
	2				
戊巴比妥钠组	3				
	4				

表 2 –5　小鼠肝功能状态对药物作用的影响

鼠号	睡眠潜伏期（min）		睡眠维持时间（min）	翻正反射出现时间
	进入睡眠时间（min）	清醒时间（min）		
1				
2				
3				
4				

六、注意事项

1. 本实验采用四氯化碳皮下注射，剂量要准确，量少达不到破坏肝脏的目的，量大易造成小鼠死亡。

2. 如室温低于20℃，应给小鼠保温，否则小鼠将因体温下降使药物代谢减慢而延长睡眠时间。

3. 实验结束后，将小鼠拉颈椎脱臼处死，剖开腹腔取出肝脏，比较两组动物肝脏形态的不同（大小、颜色、性状）。四氯化碳造成小鼠肝损伤模型，肉眼可见肝脏充血肿大，出现灰黄色点片状坏死。注意与正常小鼠对比。

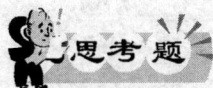

思考题

1. 该实验说明肝功能损害与药物作用有何关系？

2. 为什么损坏肝组织的小白鼠在注射戊巴比妥钠后作用时间长？有何意义？

3. 肝功能受损的病人临床上用药应注意什么问题？

（毛　讯）

实验三十一　肾功能对药物作用的影响

一、实验目的

1. 学会制造肾功能损伤模型。
2. 观察肾功能损害对链霉素作用的影响。

二、实验原理

链霉素为氨基苷类抗生素，在体内主要以原形由肾脏排泄。肾功能损害可使链霉素的排泄受阻，血药浓度提高，易致中毒。氯化高汞是一种肾脏毒物，常被用作建立中毒性肾损伤的动物模型，以观察肾脏功能状态对药物作用的影响。

三、实验材料

1. **实验器材**　1ml 注射器、天平、钟罩 2 个。
2. **实验药品**　2.5% 硫酸链霉素溶液，0.04% 氯化高汞溶液。
3. **实验对象**　小白鼠，体重 20~22g，雌雄各半。

四、实验方法

1. 取小鼠 24 只，随机分为甲、乙两组，每组 12 只。
2. 实验前 24 小时，甲组小鼠腹腔注射氯化高汞 0.2ml/10g，造成肾脏损害。乙组小鼠用等容量生理盐水腹腔注射。
3. 实验时每小组取甲、乙组小鼠各 2 只，分别腹腔注射硫酸链霉素 0.15ml/10g，观察并比较小鼠的反应。

五、实验结果

观察小鼠有无全身骨骼肌松弛、瘫痪、死亡情况，记录从给链霉素到出现上述反应的时间，并比较两组小鼠的实验结果有何不同，说明肾功能对药物作用的影响。将所观察的实验结果填入表 2-6。

表 2-6　链霉素对肾功能不良小鼠的毒性作用

组别	剂量	出现中毒时间（min）	中毒症状
链霉素			
生理盐水			

六、注意事项

1. 本实验幼龄动物实验效果较好。

2. 硫酸链霉素溶液应临用时配制。

3. 实验结束后可将小鼠拉颈椎脱臼处死，剖腹取出肾脏，比较两组动物肾脏的差别。氯化高汞中毒小鼠的肾脏常明显肿大。如用小刀纵切，可见到皮质部较为苍白，髓质部有充血现象。

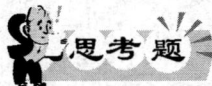

思考题

1. 注射链霉素后两组小白鼠的反应有何不同？为什么？
2. 肾功能损害对药物作用有何影响？
3. 肾功能损害的病人临床上用药应注意什么问题？

（毛　讯）

实验三十二　联合用药对药物作用的影响

一、实验目的

1. 观察联合用药时，药物间的协同和拮抗作用。
2. 学会正确记录实验数据及对实验数据进行客观分析和处理。
3. 培养科学认真的实验态度，养成良好的习惯。

二、实验原理

两种或两种以上的药物联合应用时，药物之间可产生相互影响和干扰，从而改变药物的体内过程及机体对药物的反应性，产生协同或拮抗作用。

三、实验材料

1. 实验器材　鼠笼、天平1套、1ml注射器、秒表。
2. 实验药品　0.05%和0.1%的地西泮溶液、0.2%的戊巴比妥钠溶液、4%的尼可刹米溶液。
3. 实验对象　小白鼠5只。

四、实验方法

1. 取体重相近的健康小白鼠5只，称重、标记，观察正常活动（活动情况、呼吸、肌张力、翻正反射等）。

2. 1号小鼠腹腔注射0.1%地西泮溶液0.2ml/10g；2号小鼠皮下注射0.2%戊巴比妥钠溶液0.2ml/10g；3号小鼠先腹腔注射0.05%地西泮溶液0.2ml/10g，10min后再皮下注射0.2%戊巴比妥钠溶液0.2ml/10g；4号小鼠皮下注射4%尼可刹米溶液0.2ml/10g；5号小鼠先腹腔注射0.05%地西泮溶液0.2ml/10g，10分钟后再皮下注射4%尼可刹米溶液0.2ml/10g。

3. 给药后，将5只小鼠放回鼠笼，观察并比较各小鼠出现的药物反应有何不同。

五、实验结果

将所观察的实验结果填入表2-7。

表 2 – 7　联合用药对药物作用的影响

鼠号	体重（g）	第一次给药		第二次给药		药物相互作用类型
		药物和用量	药后反应	药物和用量	药后反应	
1						
2						
3						
4						
5						

六、注意事项

1. 组间所选小鼠体重应尽量接近，避免因体重差别大造成结果不理想。
2. 皮下注射或腹腔注射剂量要准确。

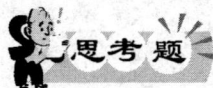

思考题

1. 五只鼠的反应有何不同？为什么？
2. 什么是协同作用和拮抗作用？
3. 药物的相互作用对临床用药有何意义？

（毛　讯）

实验三十三 药物血浆半衰期（$t_{1/2}$）的测定

一、实验目的

1. 以水杨酸钠为例，了解药物血浆半衰期（$t_{1/2}$）的测定及计算方法。
2. 学习家兔的采血技术。

二、实验原理

水杨酸钠在酸性环境中可变成水杨酸，后者可与与三氯化铁生成一种配位化合物，该化合物在 520nm 波长下比色，其吸光值与水杨酸的浓度成正比。

三、实验材料

1. 实验器材 50ml 的烧杯、试管（10ml×6）、试管架、离心管（10ml×3）、刻度吸管（10ml×4）、注射器（5ml×2）、721 型分光光度计、离心机、兔固定箱、电子秤、吸管架、7 号针头、0.5ml、1ml、2ml 吸管、吸球、酒精棉球、干棉球、纱布等。

2. 实验药品 0.02% 水杨酸钠标准液、10% 水杨酸钠溶液、10% 三氯醋酸溶液、10% 三氯化铁溶液、0.5% 肝素（生理盐水）溶液、蒸馏水。

3. 实验对象 家兔 1 只，体重 2.5~3kg。

四、实验方法

1. 取试管 4 支、编号，每管加入 10% 的三氯醋酸溶液 3.5ml。
2. 取健康家兔 1 只，称体重。用经 0.5% 肝素浸润过的注射器从兔心脏取血 2ml，加入 1 号管（作对照血样）和 2 号管（标准管）各 1ml，摇匀静置。
3. 从耳静脉缓慢注入 10% 水杨酸钠溶液 2.0ml/kg（200mg/kg），记录给药时间。
4. 分别于给药后 5min 和 35min 再从心脏或耳缘静脉取血各 1ml，分别置于 3 号、4 号管，摇匀静置。
5. 向 2 号管内加入 0.02% 水杨酸钠标准液 1ml，其余各管均加入蒸馏水，摇匀静置。
6. 将 4 支试管离心 5min（2000r/min），使血浆蛋白沉淀。精确吸取上清液 3.0ml，分别放入另一对应编号的试管中，每管加入 10% 的三氯化铁溶液 0.5ml（或 10 滴），摇匀后即可显色。
7. 用分光光度计在波长 520nm 处，以 1 号管作为对照测定其他个管的吸光度。
8. 由标准吸光度值（y）和（x）求比值 k，即 $k = x/y$
9. 根据 $x = k \cdot y$，由 y_1（3 号管吸光度）和 y_2（4 号管吸光度）求 x_1（3 号管血药浓度）和 x_2（4 号管血药浓度）。

10. 根据下列公式求半衰期（$t_{1/2}$）

$$t_{1/2} = \frac{0.301}{(\lg x_1 - \lg x_2)\ /\tau}$$

x_1、x_2 为药后两次血浓度的光密度，τ 为两次取血间隔时间（min）。

也可用作图法求 $t_{1/2}$ 在半对数纸上，以时间为横坐标，血药浓度的对数为纵坐标，将两次测算的 x_1 和 x_2 做点连线，即为静注水杨酸钠的药时曲线，在此线上找出血药浓度下降一半所对应的时间，即为该药的 $t_{1/2}$。

五、实验结果

将所观察的实验结果填入表 2 – 8。

表 2 – 8　分光光度法测定静脉注射水杨酸钠血药浓度

管号	吸光度	k 值	血药浓度（μg/ml）
1 号（对照管）			
2 号（标准管）			
3 号（5min 给药管）			
4 号（35min 给药管）			

六、注意事项

1. 注意严格按要求操作，试管编号、所加溶液不可弄混。

2. 标准液的配置、抽取血样和试液容量均需准确。

3. 心脏取血　将兔仰卧，以左手拇指在胸骨一侧，食指及中指于胸骨另侧固定心脏，在心尖搏动最明显处将针与胸壁垂直刺入胸腔，当持针手感到心脏搏动时，再稍刺入心脏，然后抽出血液。取血时，宜用 7 ~ 8 号针头，针头直出直入，勿在胸腔内左右探索。

4. 为防止凝血，心脏取血时，注射器内先用 0.5% 肝素溶液湿润。

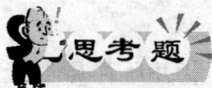

思考题

1. 什么是药物血浆半衰期？

2. 测定半衰期有何临床意义？

3. 测定药物半衰期时需要注意哪些问题？

（毛　讯）

实验三十四 传出神经系统药对兔瞳孔的影响

一、实验目的

1. 掌握家兔的捉拿、滴眼和瞳孔测量的方法。
2. 观察和比较毛果芸香碱和阿托品对家兔瞳孔的影响，并分析其作用的原理。

二、实验原理

瞳孔的大小受胆碱能神经和去甲肾上腺素能神经的双重支配，虹膜括约肌和虹膜辐射肌上分别存在有 M 受体和 α 受体，传出神经系统药可分别作用于虹膜括约肌和虹膜辐射肌上的不同受体，从而调节瞳孔的大小。拟胆碱药毛果芸香碱可激动瞳孔括约肌上的 M 受体，使瞳孔括约肌向中心方向收缩、瞳孔缩小；抗胆碱药阿托品则阻断虹膜括约肌上的 M 受体，使括约肌松弛，而受去甲肾上腺素能神经支配的瞳孔开大肌仍保持原有张力，故瞳孔扩大。

三、实验材料

1. **实验器材** 滴管 2 个（直径大小相等）、量瞳尺、剪刀、兔固定器，手电筒。
2. **实验药品** 1% 硝酸毛果芸香碱溶液、1% 硫酸阿托品溶液。
3. **实验对象** 家兔（无眼疾），体重 2.5kg 左右。

四、实验方法

1. 取无眼疾的家兔 1 只，放入兔固定器中，剪去睫毛，在强度适当的光线下用量瞳尺测量家兔两眼正常瞳孔直径（mm）的大小、并记录之；再用手电筒检测两眼对光反射情况。

2. 给药 两人合作，一人固定家兔，另一人将兔下眼睑拉成杯状并压住鼻泪管（防止药液流入鼻泪管及鼻腔）给药，向左眼滴入 1% 毛果芸香碱 2 滴，右滴入阿托品各 2 滴，1 分钟后将手松开，任其溢出。

3. 滴药 15 分钟后，在同样强度光线下，再测量两测瞳孔直径大小和对光反射情况。如滴毛果芸香碱的瞳孔已缩小，在这只眼内再滴入 1% 硫酸阿托品溶液 2 滴，观察并测量瞳孔大小及对光反射。

根据实验结果分析两种药物对瞳孔大小及对光反射的影响，并分析阿托品的散瞳原理。

五、实验结果

将所观察的实验结果填入表 2 - 9。

表 2-9 药物对兔瞳孔的作用

动物	眼睛	药物	瞳孔大小（mm）		对光反射	
			用药前	用药后	用药前	用药后
家兔	左	1%硫酸阿托品溶液				
	右	1%硝酸毛过芸香碱溶液				
	右	再滴1%硫酸阿托品溶液				

六、注意事项

1. 测量瞳时不可刺激角膜，否则会影响瞳孔大小。
2. 在各次测量瞳孔时，条件务必一致，如光线强度、角度和方向均应一致。
3. 滴药时应用中指压迫鼻泪管，以防药液流入鼻腔，经鼻黏膜吸收中毒。

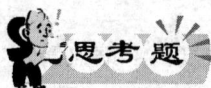

思考题

1. 滴眼时应该注意哪些事项？
2. 根据实验结果比较阿托品与毛果芸香碱对瞳孔的作用，并分析其作用机制。
3. 临床使用毛果芸香碱及毒扁豆碱时应注意哪些问题？

（刘春杰 康红钰）

实验三十五　去甲肾上腺素的缩血管作用

一、实验目的

1. 观察去甲肾上腺素的缩血管作用，分析其作用机制，联系其临床用途。
2. 练习青蛙或蟾蜍的捉拿及破坏其脑、脊髓的方法。

二、实验原理

去甲肾上腺素激动 α 受体，使血管收缩。局部用药因局部药物浓度高，缩血管作用会更加明显。

三、实验材料

1. **实验器材**　探针、蛙板、蛙腿夹、大头针、手术剪、镊子、滴管、放大镜。
2. **实验药品**　0.01% 重酒石酸去甲肾上腺素溶液。
3. **实验对象**　青蛙或蟾蜍。

四、实验方法

取青蛙或蟾蜍 1 只，应用探针破坏其脑与脊髓后，固定于蛙板上。沿其腹壁一侧剖开腹腔，找出肠系膜，用大头针固定于蛙板上。用放大镜观察肠系膜血管的粗细后，滴 0.01% 重酒石酸去甲肾上腺素溶液 1 滴于肠系膜上，待约 3min 后，再观察肠系膜血管的粗细与滴药前有何不同。

五、实验结果

记录滴药后肠系膜血管与滴药前相比较粗细程度的变化。

六、注意事项

1. 肠系膜取出时操作宜轻柔，以防穿破肠系膜血管影响实验结果。
2. 剖腹时应避开大血管，以免青蛙因失血过多影响实验结果。
3. 药物所滴部位应准确。

思考题

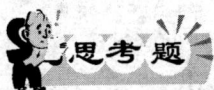

1. 从实验结果说明去甲肾上腺素有何药理作用？
2. 分析去甲肾上腺缩血管的作用机制？
3. 临床应用去甲肾上腺时应注意哪些事项？

（王雁梅）

实验三十六　传出神经系统药物对离体家兔肠管平滑肌的影响

一、实验目的

1. 学习离体肠肌的实验装置和实验方法。
2. 观察传出神经系统药物对家兔离体肠肌的作用。

二、实验原理

离体兔肠平滑肌在适当的条件下可保持较长时间的自动节律性收缩。由于肠肌上分布有 α 受体、β 受体和 M 受体，当向营养液中加入 Ach（M，N 受体激动药）、阿托品（M 受体阻断药）、毛果芸香碱（M 受体激动药）、肾上腺素（α、β 受体激动药）及新斯的明（抗胆碱酯酶药）等药物时，可与相应的受体结合，激动或阻断相应的受体，引起肠肌收缩或舒张。氯化钡为非作用于受体一种的有毒化合物，可直接兴奋肠肌产生收缩作用。

三、实验材料

1. **实验器材**　BL-420 多媒体生物信号处理系统、恒温平滑肌槽、张力换能器、铁支架、双凹夹、L 形通气管、木棒、小烧杯、大烧杯、注射器（1ml、5ml）、培养皿、手术器械一套、持针器、手术针、记号笔、棉线。
2. **实验药品**　台氏液、0.01% 氯化乙酰胆碱溶液、0.01% 硫酸阿托品溶液、0.01% 硝酸毛果芸香碱溶液、0.01% 盐酸肾上腺素溶液、0.3% 盐酸普萘洛尔溶液、0.05% 溴化新斯的明溶液、1% 氯化钡溶液。
3. **实验对象**　家兔。

四、实验方法

1. **离体肠肌的制备**　取家兔 1 只，禁食（不禁水）24 小时。用木棒击头部致昏，立即剖腹，轻轻剪下空肠和回肠上半段，浸入冷台氏液中，将肠系膜沿肠壁分离掉，用台氏液把肠内容物冲洗干净，将肠剪成 2~2.5cm 长的肠段备用，如不立即使用，可将肠段放入台氏液，置于冰箱中保存，一般可保持活力在 12 小时左右。
2. 实验前，先调好恒温装置，温度保持在 37~38℃，在浴槽中装入台氏液，并标记好液面高度。经气泵注入空气（每秒 1~2 个气泡）。
3. 启动 BL-420 多媒体生物信号处理系统，连接压力换能器于相应通道，将压力换能器固定于铁支架上。
4. 取肠管一段，两端穿线，一端固定于通气管的小钩上，放入浴槽中，另一端连接在压力换能器上。待离体肠段稳定 5～10 分钟后，调试 BL－420 多媒体生物信号处理系统：设置增益、速度、打印通道、屏幕及曲线色彩等。

5. 进入记录状态　描记一段正常收缩曲线，继而依次向浴槽中加药物进行实验。（注意：每加入一次药液，至作用明显后，用台氏液连续冲洗 3 次，等到曲线恢复到用药前的水平，随之描记一段基线，再加入下一个药液。如果肠管反应已失灵，可更换一段肠管。）

（1）0.01% Ach 溶液 0.2ml，当肠肌活动曲线降至基线时，连续冲洗 3 次。

（2）重复（1），作用达最高点时再加 0.01% 阿托品 0.2ml，记录曲线变化后连续冲洗 3 次。

（3）加 1% 氯化钡 1.0ml，作用达高峰时立即加入 0.01% 阿托品 1.0ml，记录曲线变化。

（4）待肠肌活动稳定后加入 0.1% 毛果芸香碱 0.5ml，观察描记肠肌活动曲线后连续冲洗 3 次。

（5）加 0.01% 阿托品 0.5ml，作用明显时再加 0.1% 毛果芸香碱 0.5ml，观察描记肠肌活动曲线后连续冲洗 3 次。

（6）加 0.01% 肾上腺素 0.5ml，观察描记肠肌活动曲线后连续冲洗 3 次。

（7）加 0.3% 普萘洛尔 0.5ml，接触 2～3min 后，再加 0.01% 肾上腺素 0.5ml，观察描记肠肌活动曲线后连续冲洗 3 次。

（8）加 0.05% 新斯的明 0.5ml，观察描记肠肌活动曲线。

五、实验结果

1. 复制各次给药前后的肠肌活动曲线，注明所有药物及作用部位。
2. 分析引起肠肌活动曲线发生变化进行分析讨论，填入表 2－10。

表 2－10　传出神经系统药对离体肠肌的影响

序号	药　物	剂　量	肠肌变化
（1）	0.01% Ach 溶液	0.2ml	
（2）	0.01% Ach 溶液 +	0.2ml +	
	0.01% 阿托品	0.2ml	
（3）	1% 氯化钡 +	1.0ml +	
	0.1% 阿托品	1.0ml	
（4）	0.1% 毛果芸香碱	0.5ml	
（5）	0.01% 阿托品 +	0.5ml +	
	0.1% 毛果芸香碱	0.5ml	
（6）	0.01% 肾上腺素	0.5ml	
（7）	0.3% 普萘洛尔 +	0.5ml +	
	0.01% 肾上腺素	0.5ml	
（8）	0.05% 新斯的明	0.5ml	

六、注意事项

1. 实验用动物在实验前 24 小时禁食，但不禁水，以保持肠腔无粪便。操作时应避免牵拉肠管，造成肠管活性不好。

2. 培养皿中的台氏液温度保持在 37~38℃，否则将影响肠肌活动。

3. 保护压力换能器，切不可牵拉过度

4. 给药时将药液直接加入麦氏浴槽内，既不要碰线也不要碰壁。

5. 每次给药物后，均要用台氏液冲洗 3 次，每次进液保留时间应超过 1 分钟。

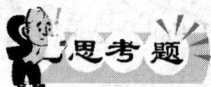

1. 哪些传出神经药物对肠肌活动有明显影响？试述其作用机制及临床意义。

2. 从受体学说分析阿托品对肠肌的作用，并说明有何临床意义？

3. 从实验结果说明离体肠肌保持收缩或舒张功能需要哪些基本条件？

（毛 讯）

实验三十七　尼可刹米对呼吸抑制的解救

一、实验目的

观察吗啡对动物的呼吸抑制作用和尼可刹米对呼吸的兴奋作用，联系其临床应用。

二、实验原理

吗啡可抑制呼吸中枢。治疗量尼可刹米能直接兴奋延脑呼吸中枢，提高呼吸中枢对 CO_2 的敏感性；也通过刺激颈动脉体化学感受器反射性兴奋呼吸中枢，用于吗啡急性中毒所致的呼吸抑制。

三、实验材料

1. 实验器材　兔台秤 1 台、铁支架 1 个、张力换能器 1 个、计算机信号采集系统 1 套、5ml 注射器 1 支、10ml 注射器 1 支、5 号针头 2 个、酒精棉球、干棉球、静脉夹 1 个。

2. 实验药品　1% 盐酸吗啡溶液，5% 尼可刹米溶液，20% 乌拉坦溶液。

3. 实验对象　家兔（2±0.5kg）1 只。

四、实验方法

1. 取家兔 1 只，称重。以 20% 乌拉坦溶液 5ml/kg 静脉注射。仰卧固定。

2. 沿剑突切开皮肤约 2cm，游离剑突，将膈肌连接于张力换能器上，开通与换能器相连的多媒体计算机生物信号采集系统，描记一段正常呼吸曲线。

3. 由耳静脉较快地注入 1% 盐酸吗啡溶液 1~2ml/kg，观察并记录呼吸频率和幅度的变化。

4. 待呼吸频率明显减慢和幅度显著降低时，立即由耳静脉缓慢注射 5% 尼可刹米溶液 1ml/kg，观察并记录呼吸的变化。

5. 待呼吸抑制缓解后，以稍快的速度追加尼可刹米 0.5ml，观察有无惊厥出现。

五、实验结果

观察分析描记的呼吸曲线。

六、注意事项

1. 通气量调节好后不要再更动，否则会影响实验结果。

2. 注射吗啡的速度应根据呼吸抑制情况调节，一般宜先快后慢。

3. 尼可刹米应事先准备好，当出现呼吸明显抑制时立即注射，但注射速度不宜过快，否则容易引起惊厥。吗啡静脉注射要快，以造成呼吸抑制模型。

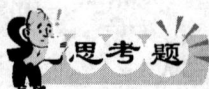

思 考 题

1. 为什么用吗啡过量可导致呼吸抑制？
2. 为什么尼可刹米能对抗吗啡引起的呼吸抑制？
3. 使用尼可刹米时应注意哪些事项？

（于伟凡）

实验三十八　氯丙嗪和阿司匹林降温作用比较

一、实验目的

观察并比较氯丙嗪和阿司匹林的降温作用，了解两药的降温作用特点。

二、实验原理

氯丙嗪能抑制下丘脑体温调节中枢，使体温调定点失灵，体温变化受环境温度的影响。阿司匹林可抑制前列腺素合成酶，减少前列腺素合成，使发热的体温降至正常。

三、实验材料

1. 实验器材　体温计、注射器、婴儿秤；小动物电子秤、冰箱、大烧杯、半导体体温计、1ml 注射器。

2. 实验药品　0.5% 盐酸氯丙嗪溶液、0.1% 盐酸氯丙嗪溶液、5% 阿司匹林注射液、1% 阿司匹林注射液、10% 蛋白胨溶液，生理盐水、液体石蜡。

3. 实验对象　家兔、小鼠。

四、实验方法

（一）家兔法

1. 取健康无孕家兔 3 只，称重、编号，用肛温计测各兔正常肛温、并记录之。

2. 3 只家兔分别静脉注射蛋白胨 3ml/kg。给药后每隔 20min 测一次体温。

3. 待体温升高 0.6℃以上时，1 号家兔腹腔注射 5% 阿司匹林 2ml/kg，2 号空兔腹腔注射氯丙嗪 2 ml/kg，3 号家兔腹腔注射等容量生理盐水。给药后每隔 20min 测各兔体温 1 次，共 3 次，比较其结果有何不同。

（二）小鼠法

1. 取性别相同的健康小鼠 6 只，称重、编号，观察各鼠正常活动及精神状态，测正常肛温（左手固定小鼠，右手将半导体体温计插入小鼠肛门内，各测 2 次，取平均体温），并记录之。

2. 分别给 1、2 号小鼠腹腔注射 1% 阿司匹林注射液 0.1ml/10g；3、4 号小鼠分别腹腔注射 0.1% 盐酸氯丙嗪溶液 0.1ml/10g；5、6 号小鼠分别腹腔注射生理盐水溶液 0.1ml/10g，记录给药时间。

3. 将 1、3、5 号小鼠置于周围放置冰袋的烧杯中，2、4、6 号小鼠置于室温下的烧杯中，记录烧杯内的温度，在给药后每隔 20min 再测量各鼠肛温 2 次，取平均值，比较体温的变化有何不同。

五、实验结果

将实验结果填入表2-11或表2-12。

表2-11　氯丙嗪与阿司匹林对家兔降温作用比较

兔号	体重 (kg)	给药前肛温（℃）	药物及给药量 (ml)	给药后肛温（℃）			温差 (℃)	精神状态及活动情况
				20min	40min	60min		
1			5%阿司匹林					
2			2.5%氯丙嗪					
3			生理盐水					

表2-12　氯丙嗪与阿司匹林对小鼠降温作用比较

鼠号	体重 (g)	给药前肛温（℃）	药物及给药量 (ml)	给药后肛温（℃）			温差 (℃)	精神状态及活动情况
				20min	40min	60min		
1			1%阿司匹林					
2			1%阿司匹林					
3			0.1%氯丙嗪					
4			0.1%氯丙嗪					
5			生理盐水					
6			生理盐水					

综合全室实验数据，自行设计表格总结并统计分析各组体温变化情况。

六、注意事项

1. 每组的家兔、小鼠性别应相同，雌者应无孕。

2. 家兔正常体温一般在38～39.5℃，小鼠正常体温一般在37～38℃，体温过高者对致热原反应差，尽量选取体温相近的家兔或小鼠。

3. 测温前使家兔安静，将肛温计甩至35℃以下，头端涂以液体石蜡，轻插入肛门约4～5cm，扶住肛温计，3min后取出读数。

4. 每次测量体温时，温度计插入肛门的深度和时间要相同，以免造成误差。

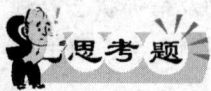思考题

1. 从实验结果分析氯丙嗪的降温作用机制？

2. 为什么氯丙嗪可使正常体温降低而阿司匹林不能降低正常体温？

3. 临床上使用氯丙嗪时应注意哪些事项？

（于伟凡　康红钰）

实验三十九　小鼠获得记忆的增强作用

一、实验目的

1. 通过观察 Y 型迷宫训练动物产生获得记忆的过程，学习影响学习记忆药物的实验方法。
2. 了解增强记忆药物的实验方法，为临床用药提供依据。

二、实验原理

Y 型迷宫内部设计有起步区、电击区和安全区。实验中给予动物若干电刺激，由于非条件反射的存在，使之逃避并获得找到安全的记忆，经过一定时间的训练，动物可迅速进入安全区，以此保护自己。利用动物的这种记忆设计药物对记忆影响的实验方法，尼莫地平通过阻滞钙通道，扩张脑血管，增加血流量，从而提高小鼠的记忆能力。

三、实验材料

1. 动物　小白鼠。
2. 药品　1% 尼莫地平溶液（nimodipine solution），生理盐水（normal saline）。
3. 器材　Y 型迷宫，注射器。

四、实验方法

1. 每组选取健康小鼠 8 只，称重编号。
2. 连接好仪器，调整好适宜电压，使处于备用状态。
3. 进行 Y 型迷宫逃避训练。先将小鼠放入 Y 型迷宫的起步区、并在此处停留 2min 以适应环境，然后打开闸门，启动电击按钮，使小鼠受到电刺激，当小鼠逃避到安全区时，应让其在安全区停留 3min 以巩固记忆。重新把小鼠放回起步区进行下一次电击训练，反复多次训练，以小鼠在电击后能从起步区直接进入安全区的反应为选择正确。若出现乱窜或跑入其他区再进入安全区为选择错误，当小鼠在连续 10 次电击中有 9 次或以上正确为训练成功。实验中应记录小鼠达 9/10 次正确反应的所需电击次数。
4. 给已训练好的 4 只小鼠腹腔注射 1% 尼莫地平溶液 1ml/kg，另 4 只腹腔注射等容量生理盐水。
5. 给药 20min 后，再连续给予电刺激，直至小鼠出现 9/10 次正确反应。并记录此时电击的总次数，计算记忆保存率与生理盐水组对照比较。

五、实验结果

把所获得的实验结果填入表 2 – 13 中，最后给予结论。

表 2 – 13   尼莫地平对小鼠记忆的影响

组别	给药量	动物数	电击总数		记忆保存率
			药前	药后	

六、注意事项

1. 实验室内的温度、光照强度应适宜，环境需恒定。

2. 电击小鼠的电压应调节至既可产生明显刺激反应且又不被过度击伤或击瘫为宜，即小鼠受到电击后，能灵活的奔跑且能处于惊恐逃避之状态。

3. 每次电击后，不应把小鼠从安全区经迷路赶回起步区，应从安全区取出，直接回到起步区。

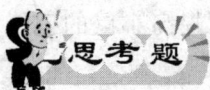

思 考 题

1. 从实验结果说明实验组和对照组对电击记忆的差异。

2. 两只小鼠反应有何不同？为什么？

3. 分析尼莫地平增强小鼠记忆的机制。

附 2   Morris 水迷宫实验

一、实验目的

1. 了解 Morris 水迷宫实验（Morris Water Maze）的原理。

2. 学习 Morris 水迷宫实验方法。

3. 了解 Morris 水迷宫实验结果评价及其分析。

二、实验原理

通过观察并记录动物学在水箱内游泳并找到藏在水下逃避平台所需的时间、采用的策略和它们的游泳轨迹，分析和推断动物的学习、记忆和空间认知等方面的能力。它能比较客观地衡量动物空间记忆（spatial memory），工作记忆（working memory）以及空间辨别能力（spatial discriminability）的改变。

三、实验材料

（一）实验对象　大鼠、小鼠。

（二）实验器材

Morris 水迷宫实验系统由圆形水池、图像自动采集和处理系统组成。图像自动采集和处理系统主要由摄像机、计算机、图像监视器组成，动物入水后启动监测装置，记录动物运动轨迹，实验完毕自动分析报告相关参数。

1. Morris 水迷宫圆形水池　为一圆形铁皮水桶，直径为 100cm，高为 50～60cm，水池水深为 30～40cm，一个圆形平台直径为 9cm，藏匿于 2cm 的水面之下。水池的内部不得有任何标记，水中加入适量的新鲜牛奶或奶粉，使水池成为不透明的乳白色。在圆桶的上缘等距离地设东、南、西和北 4 个标记点，作为动物进水池的入水点，以这 4 个入水点在水面和水桶底部的投影点，将水面和水桶部分均等的分为 4 个象限。按实验要求，可任意地将平台设置于某一象限的中间。适当的恒温设备使水温保持在 23～25℃。水迷宫水池应配有良好的注水和排水设备，水池的位置一旦确定，就不能轻易变动，尤其在同一轮水迷宫的测试中不能变动。

2. 水迷宫图像自动采集和处理系统　能自动地采集动物的入水位置、游泳的速度、搜索目标的所需时间、运行轨迹和搜索策略等参数，并可对所采集的各种数据进行统计和分析。

四、实验方法

实验训练阶段连续进行 3 天，每天训练 4 次。训练时，将大鼠或小鼠面向池壁从四个入水点分别放入水池，记录大鼠或小鼠从入水到找到水下隐蔽平台并站立于其上所需时间，作为潜伏期，用秒（s）表示，鼠找到平台后，让其在平台上站立 10s。若入水后 60s 大鼠未能找到平台，则将其轻轻从水中拖上平台，并停留 10s，然后进行下一次训练。每只大鼠从四个入水点分别放入水池为一次训练，两次训练之间间隔 30s。

五、实验项目

1. 定位航行实验（place navigation）　用于测量大鼠对水迷宫学习和记忆的获取能力。实验观察和记录大鼠寻找并爬上平台的路线图及所需时间，即记录其潜伏期。

2. 空间搜索实验（spatial probe test）　用于测量大鼠学会寻找平台后，对平台空间位置记忆的保持能力。定位航行实验结束后，撤去平台，从同一个入水点放入水中，测其第一次到达原平台位置的时间、穿越原平台的次数。

3. 空间辨别能力实验（spatial discriminability）　即双平台实验，用于测量大鼠的"空间辨别能力"。在水迷宫中设置两个外观完全一致（排除"视觉辨别"），但位置不同（空间差异）的可见平台。其中一个平台不会沉没（安全平台），另一个平台一触即下沉（伪安全平台）。记录大鼠的"正确反应次数"，即在一定的实验次数中，大鼠不接触伪安全平台而到达安全平台的次数。显然，"正确反应次数"越高，"空间辨别"能力越好。

六、注意事项

1. 实验室内的环境和实验者的位置都可作为大鼠搜索目标时的参照物，因此，实验室内设备和实验者的位置应相对固定。

2. 水迷宫实验室应当保持安静，光线柔和而均匀。

七、结果评价

Morris 水迷宫实验是一种让实验动物学习在水中寻找隐藏平台并通过分析其寻找平台所用时间和

所走路径判断其记忆功能的一种实验方法。是研究空间学习记忆的标准实验。Morris 水迷宫不仅用于研究与空间学习记忆相关的脑区功能评价，而且可用于研究与之相关的药物效果、环境、基因、电磁辐射等对学习记忆影响的评价。操作简便，方法可靠。

（刘春杰　康红钰）

实验四十　呋塞米的利尿作用

一、实验目的

1. 练习家兔的耳缘静脉注射方法。
2. 根据尿量的多少，观察呋塞米的利尿作用，分析其作用机制，并联系其临床应用。
3. 比较呋塞米和高渗糖利尿作用的差异，并分析其机制。

二、实验原理

呋塞米为高效能利尿药，作用于髓袢升枝粗段，抑制 $Na^+ - K^+ - 2Cl^-$ 同向转运系统，抑制 NaCl 再吸收而发挥强大的利尿作用，其特点是伴有大量的 Na^+ 和 K^+ 排出。50% 葡萄糖是高渗晶体溶液，快速静注可致血浆高渗状态，使组织脱水，血浆容量增加，肾血流量增加；加上大量葡萄糖进入肾小管，提高了肾小管液的晶体渗透压，使水重吸收减少，从而产生渗透性利尿，其特点是不伴有大量的 Na^+ 和 K^+ 排出。

预先进行水负荷的实验动物给予呋塞米会引起动物尿量的明显增多。

三、实验材料

1. 实验器材　兔手术台，导尿管（10 号），手术器械（1 套），量筒（10ml、50ml），注射器（1ml、5ml、50ml），针头（6 号），烧杯（100ml），灌胃器、兔开口器。

2. 实验药品　1% 呋塞米注射液，50% 葡萄糖注射液，20% 乌拉坦溶液，生理盐水。

3. 实验对象　雄性大白鼠 4 只或小白鼠 2 只，雄性家兔（无眼疾）3 只，体重 2.5kg 左右。

四、实验方法

（一）应用大鼠或小鼠观察呋塞米利尿作用的方法

1. 呋塞米对大白鼠利尿作用

（1）取体重相近的健康雄性大白鼠 4 只（体重为 150 ~ 250g），先禁食 15 小时，称重后随机分为 2 组，均用 5% 葡萄糖生理盐水 4 ~ 5ml/100g 灌胃，并压迫下腹，使膀胱内余尿排尽，然后放入集尿笼内。装置见图 2 – 12。

（2）收集用药前 30 分钟尿量，然后给药组腹腔注射 1% 速尿 0.2ml/100g，对照组同法给予等量生理盐水，收集给药后 30min 和 60min 尿量并记录之。如有条件可进行尿中离子含量测定并进行组间比较，做出显著性检验。

2. 呋塞米对小白鼠利尿作用

（1）取体重 18～22g 的小白鼠两只，分别腹腔内注射蒸馏水各 1ml，并称重。

（2）甲鼠皮下注射呋塞米 0.1ml，乙鼠皮下注射等容量的生理盐水。

（3）将甲、乙两鼠分别置于大漏斗中，同时其上覆盖表面皿，漏斗柄下连有量筒（图 2－13），然后观察并收集尿液。

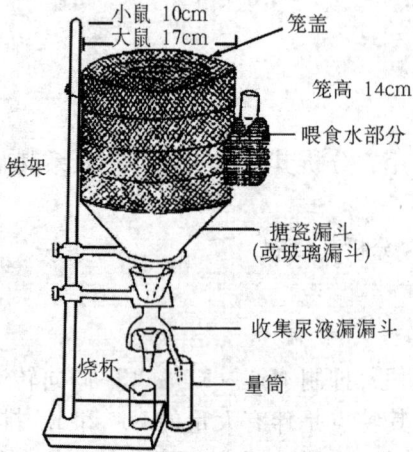

图 2－12 鼠类代谢笼收集装置

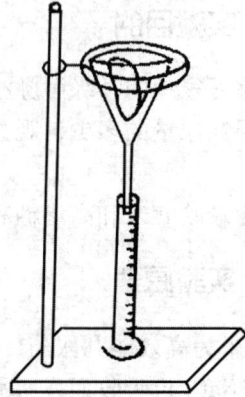

图 2－13 小鼠利尿装置

（4）经过 30min 及 60min 后比较两个量筒内的尿量差异，同时对小白鼠进行称重。

（二）应用家兔观察呋塞米利尿作用的方法

1. 导尿管法

（1）取体重相近的健康雄兔 3 只，称重标记，分别用水 50ml/kg 灌胃。

（2）两只家兔分别腹腔注射 20% 乌拉坦溶液 5ml/kg，麻醉后背位固定于手术台上。用充满生理盐水的无菌导尿管（蘸少许液体石蜡），从尿道插入膀胱 8～10cm，见有尿液滴出即可。用胶布将导尿管固定于兔体上，轻压下腹部使膀胱内积尿排空。

（3）观察并记录两只家兔每分钟尿液滴数并分别收集两只家兔用药前 30min 内的尿液，记录尿量，然后给甲兔耳缘静脉注射 1% 呋塞米注射液 0.5ml/kg，乙兔耳缘静脉注射 50% 葡萄糖注射液 5ml/kg，丙兔耳缘静脉注射生理盐水 5ml/kg，观察记录三只家兔每分钟尿液滴数、每隔 10min 记录 1 次尿量，收集用药后 30min 内的尿量。

2. 膀胱造瘘法

（1）取体重相近的健康雄兔 3 只，称重标记，分别用水 50ml/kg 灌胃。

（2）家兔麻醉后背位固定于解剖台上，剪去下腹部被毛，在耻骨联合上沿正中线切开皮肤 4～6 cm，沿腹白线小心切开腹膜，暴露膀胱，用注射器抽出积尿。

（3）在近尿道端膀胱侧壁，避开大血管剪一长约 1.5cm 的切口纳入膀胱套管，用棉线将套管与膀胱结扎固定。

（4）从套管柄向膀胱内注入生理盐水，使膀胱及套管内不留下气泡，套管柄下连一橡皮管，接引尿液。

（5）将膀胱连同套管头部送入腹腔，皮肤切口处用纱布敷盖。先接 5min 内的尿液弃掉，然后正式留存尿液。

（6）给药方法与收集尿量与导尿管法相同（本实验也可根据情况选择 2 只家兔观察呋塞米利尿作用）。将结果填入表 2 - 14。

五、实验结果

表 2 - 14　呋塞米、葡萄糖对家兔尿量的影响

兔号	药物	剂量（ml/）	尿量（ml）							尿量增加百分率
			给药前	给药后						
				5min	10min	15min	20min	25min	30min	
1 号										
2 号										
3 号										

六、注意事项

1. 家兔在实验前 24h 应供给充足的饮水量或用青饲料喂养。

2. 乌拉坦静脉麻醉时须缓慢推注，边注射边观察角膜反射、呼吸和肌肉松弛情况。

3. 沿腹白线打开腹腔时，应小心，切勿损伤腹腔脏器；分离两侧输尿管时应注意避开血管进行钝性分离。

4. 家兔的输尿管较纤细脆弱，插管时动作应细致轻巧，切忌将输尿管插穿。

5. 静注高渗葡萄糖溶液和速尿溶液后，一般在 1～2min 和 3min 即发挥利尿作用，如果无尿滴出，应检查是否塑料导管内凝血或输尿管扭曲。

6. 须等前一药物作用基本消失，尿量恢复正常后方可注入后一药物。

7. 实验过程中，应用温生理盐水纱布覆盖手术野，以保持动物腹腔温、湿度。

8. 膀胱造瘘术后，膀胱放回腹腔，使膀胱与邻近膀胱脏器保持自然位置，不可扭转膀胱。

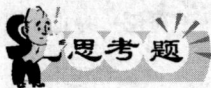

思考题

1. 利尿药和脱水药的定义各什么？本实验中能否看出两者的区别？联系其临床应用及不良反应。

2. 本实验设计的给药顺序是先给葡萄糖后给速尿，如反之先给速尿后给葡萄糖，是否合理？为什么？

3. 临床上使用利尿药和脱水药时应注意什么问题？

4. 从尿量增加情况阐述速尿利尿和脱水药的作用机制。

附　尿中离子测定法

一、尿中氯离子测定法

1. 间接滴定法

原理：在酸性环境中，硝酸银容易解离，解离的银离子与尿液中氯离子结合，生成氯化银而沉淀，剩余的硝酸银可用硫氰酸铵（也可用硫氰酸钾）滴定，即能求出剩余硝酸银的量。剩余的硝酸银越少，表示消耗的多，间接地证明尿中氯离子多；反之，表示氯离子少，反应式如下：

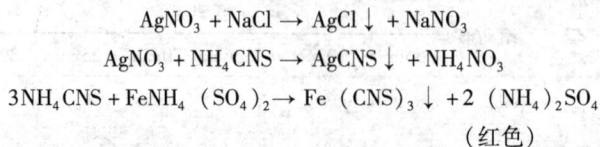

$$AgNO_3 + NaCl \rightarrow AgCl \downarrow + NaNO_3$$
$$AgNO_3 + NH_4CNS \rightarrow AgCNS \downarrow + NH_4NO_3$$
$$3NH_4CNS + FeNH_4(SO_4)_2 \rightarrow Fe(CNS)_3 \downarrow + 2(NH_4)_2SO_4$$
（红色）

操作步骤：以吸管吸取尿液 1ml 置于 50ml 三角烧杯中；以吸管加入标准硝酸银溶液 2ml，用量筒加入浓硝酸 3ml；再加入指示剂饱和铁明矾液 2ml。摇匀，放置 5 分钟。使用微量滴定管，以标定过的硫氰酸铵溶液滴定，当出现浅粉红色（15 秒内不褪色）即达终点。记录用去的硫氰酸铵的量（ml），按下列公式求氯离子的量。

氯离子（g）/ml 尿 =（Z - 读数）×0.006
氯离子（g）/30min 尿 = 氯离子（g）/ml 尿（ml）/30 分钟

注意：

①0.006 为 1ml 标准硝酸银溶液相当于 0.006 克的氯离子数。

②Z 代表 2ml 标准硝酸银溶液。

③试剂配法：a. 标准硝酸银溶液——称取硝酸银 29.06g 溶于 1000ml 蒸馏水中。b. 硫氰酸铵溶液——称取硫氰酸铵 2.90g 溶于 1000ml 蒸馏水中，然后用标准硝酸溶液进行滴定，调节其浓度为 1ml 相当于硝酸银溶液 1ml。

2. 直接滴定法

原理：与（1）法相同。先用硝酸银结合尿中氯离子，略过量的硝酸银的银离子直接与铬酸钾作用，生成橘红色的铬酸银。以消耗的硝酸银的多少来折算尿中氯离子量。化学反应式如下：

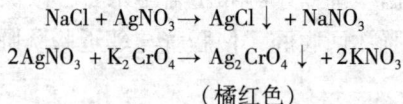

$$NaCl + AgNO_3 \rightarrow AgCl \downarrow + NaNO_3$$
$$2AgNO_3 + K_2CrO_4 \rightarrow Ag_2CrO_4 \downarrow + 2KNO_3$$
（橘红色）

操作步骤：用吸管吸取尿液 1.0ml，置于 50ml 三角烧瓶（或白瓷蒸发皿）中，加蒸馏水 10ml 和 20% 铬酸钾溶液 2 滴，再慢慢以硝酸银标准液滴定，随滴随摇，至呈现橘红色（不褪色）为止。记录所用硝酸银标准液的毫升数，按下式计算：

所用硝酸银标准液（ml）×0.006 = Cl^-（mg）/ml 尿

二、尿中钠、钾离子测定法（火焰光度计法）

取尿 1ml 为样本，稀释一定倍数（如 50、100、200 倍……）再按下列步骤进行尿钠、尿钾的测定。

1. 尿钠测定

标准钠溶液浓度（C_0）为 1mg%，测其辐射强度读数（a_0），并试测几种尿稀释液的辐射强度读数（a_x）。选择与 a_0 相近的 a_x 进行计算。

1ml 尿液样本的钠浓度 $= C_0 \times \dfrac{a_x}{a_0} \times$ 稀释倍数

30 分钟尿中钠总量 = 尿液样本的钠浓度 × 30 分钟尿量

2. 尿钾测定　方法与尿钠测定法相同，只改用标准钾溶液即可。

（康红钰　刘春杰）

第三章 机能实验学综合实验

实验一 实验性水肿及治疗

一、实验目的

1. 了解由于体循环静脉压增高致水肿的机制及临床表现。
2. 了解水肿的治疗。

二、实验原理

水肿是临床上常见的一种病理过程，其发病机制包括：①血管内外液体交换失平衡，致使组织液生成大于回流；②体内外液体交换失平衡致使钠水潴留。前者是由于毛细血管流体静压增高、血浆胶体渗透压下降、微血管（包括毛细血管和微静脉壁）通透性增加以及淋巴回流受阻等因素所致。

三、实验材料

1. 实验器材 仪器设备：人工呼吸机、BL-420F生物信号采集系统、压力换能器、张力换能器、动静脉插管、三通管、导尿管等。一般器械：家兔手术台、哺乳动物手术器械一套、注射器（1ml、2ml、5ml、10ml）各一支、纱布、听诊器、输液装置等。

2. 实验药品 20%乌拉坦、0.2%肝素生理盐水、生理盐水、蒸馏水、肾上腺素注射液、洋地黄注射液、速尿注射液等。

3. 实验对象 家兔1只（体重2kg以上）。

四、实验方法

1. 动物的麻醉与手术

（1）麻醉 家兔称重后，用20%乌拉坦（3~5ml/kg）由耳缘静脉缓慢注射。注射期间注意观察动物肌张力、呼吸频率和角膜反射的变化，防止麻醉过深。麻醉后动物仰卧固定在家兔手术台上。

（2）手术

①分离颈部气管和气管插管 颈部剪毛，沿甲状软骨下正中切开皮肤6cm，分离皮下组织和浅层肌肉后，沿纵行的气管前肌和斜行的胸锁乳突肌间钝性分离，将胸锁乳

突肌向外侧分开，即可见到深层的气管和旁边的颈动脉，将气管分离出（注意不要损伤气管壁两侧的血管），进行倒"T"形切口，然后将气管插管插入并固定好。

②血管插管　分离左侧颈总动脉和右侧颈外静脉。插入连接有压力换能器的动脉插管（内有肝素），并固定好，用于记录血压。从右侧颈外静脉插入 5 ~ 6cm 长的静脉导管，导管用三通管连接中心静脉压测压计和输液装置。不测压时，将导管与输液装置连通，缓慢输入生理盐水（5 ~ 10 滴/min），保持导管通畅。

③尿道插管　将导尿管头端涂上少量液体石蜡后，从尿道口插入，见尿流出后即可，插入长度约为 10 ~ 12cm 。

手术完成后，让动物安静 5 min，调整各记录装置，观察呼吸频率和深度、血压、脉压差、中心静脉压、心率、心音。

2. 水肿的形成与利尿药的作用

（1）开胸　剪去右侧胸壁被毛，沿胸骨右缘作 6 ~ 7 cm 的切口，钝性分离胸壁肌肉，暴露 7、8、9 肋骨。用两把大号直止血钳紧靠胸骨右缘平行地自第 10 与 9 肋间隙插入，延伸到第 7 与 6 肋间扣死止血钳，用手术刀或粗剪剪断所夹肋骨。

（2）将人工呼吸机连接到气管插管上，打开呼吸机开关，调节呼吸机使呼吸比 = 1.2∶1；呼吸频率为 23 次/min；潮气量为 51（潮气量的调节以动物胸腹部有轻度起伏即可）。

（3）阻碍下腔静脉回流　打开胸腔，找到下腔静脉（心尖部下面发黑、较粗的血管），用套有橡皮的弯止血钳夹住下腔静脉大部约 2/3。

（4）快速输液（以 180 ~ 200 滴/min），随时观察各项指标的变化，当输入约 250 ~ 300 ml 生理盐水，有明显的肝淤血和腹水以及血压也开始进行性下降时，开始进行抢救。

（5）分组　一组松开夹下腔静脉的止血钳并停止输液，选用速尿注射液进行救治（1%速尿 1 ~ 1.5 ml/kg 体重）；另一组不松开止血钳，给予速尿注射液（剂量同前组）；再一组是松开夹下腔静脉的止血钳，但不给利尿药物。

3. 动物解剖　下腔静脉阻塞的非治疗组动物死亡或抢救组完成实验后，挤压动物胸壁，观察气管内有无分泌物溢出，并注意其性状。剖开胸、腹腔（注意不要损伤脏器和大血管），观察有无胸水、腹水及其量；观察心脏各腔体积；肺脏外观和切面观；肠系膜血管充盈情况，肠壁有无水肿，肝脏体积和外观情况。最后剪破腔静脉，让血流出，观察此时肝脏、肾脏和心腔体积的变化。

五、注意事项

1. 气管插管之前，最好检查一下气管内有无出血或分泌物，如有应先将出血或分泌物清理或抽吸干净，再插管，否则容易在气管内阻塞而影响实验指标的观察。

2. 插管的同时即可连接人工呼吸机，并开机（尤其是开胸后胸膜损伤引起气胸）。

3. 夹闭下腔静脉时一定要边观察血压边夹闭，当血压有明显下降，而且舒张压下降较明显时即可夹死止血钳，观察血压是否有回升，如有回升说明夹闭范围还可以，如血压没有回升，仍在快速下降，则说明夹闭的范围太大。需松开止血钳重新夹闭，否则下肢水肿还未出现动物就发生死亡。

4. 实验组、对照组或治疗组的输液速度应基本一致，输液不要太快，以控制在 180~200 滴/min 为宜。

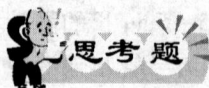

思考题

1. 水肿产生的原因有什么？
2. 比较三组不同的处理方法对家兔有何影响？
3. 三组处理方法对家兔的影响为什么不同？

(王　萍)

实验二　呼吸运动的调节与实验性肺水肿的抢救

一、实验目的

1. 学习动物呼吸运动的描记　观察各种因素对呼吸运动的影响；加深理解呼吸运动的调节机制。

2. 复制实验性肺水肿　观察速尿及度冷丁的治疗作用；了解肺水肿的表现及其发生机制。

二、实验原理

呼吸运动能够自动有节律地进行，主要是低位脑干中呼吸中枢的功能。体内外各种刺激可以直接或通过化学感受器间接作用于呼吸中枢，改变呼吸运动的频率和深度，以适应机体代谢的需要。

过多的体液积聚在组织间隙或体腔中称为水肿。肺水肿是由于液体从毛细血管渗透至肺间质或肺泡所造成的。病理上可分间质性和肺泡性两类，可同时并存或以某一类为主。间质性肺水肿大都为慢性，肺泡性可为急性或慢性肺水肿。本实验主要是通过静脉大量滴注生理盐水并注射肾上腺素导致急性肺水肿。

速尿即呋塞米，是高效利尿药，作用于髓袢升枝粗段，特异性与 Cl^- 竞争 $Na^+-K^+-2Cl^-$ 共同转运系统的 Cl^- 结合部位，抑制 NaCl 再吸收而发挥强大的利尿作用，使血容量减少，肺循环中"积压"的血液被转移，肺毛细血管静水压也随之回落，肺泡和间质内水肿液回渗入血管。另一方面，已证明速尿可促进血管扩张物前列腺素的释放，使小动脉扩张，在一定程度上可对抗肾上腺素的缩血管作用，从而外周阻力降低，左室后负荷下降，也缓解了肺水肿。

三、实验材料

1. 实验器材　BL-420F 生物机能系统 1 套、呼吸换能器 1 个、哺乳动物手术器械一套、电子磅秤 1 台、兔手术台 1 张、气管插管 1 个、注射器（20 ml、5 ml 各 1 个）、50cm 长的橡皮管 1 根、装有 CO_2 或 N_2 球胆各一个。

2. 实验药品　20%氨基甲酸乙酯溶液、1.5%乳酸溶液、生理盐水、烧杯、纱布、线、天平、滤纸。

3. 实验对象　家兔。

四、实验方法

（一）动物手术操作

1. 麻醉及固定　用20%氨基甲酸乙酯溶液进行麻醉（剂量为 5 ml/kg 体重），经兔耳缘静脉缓慢注入，待兔麻醉后，将其仰卧于兔手术台上。

2. 颈部手术　颈正中切口：将兔颈正中、喉以下的皮毛剪掉（长约 4~5cm），作颈正中切口，用止血钳钝性分离皮下组织，暴露气管。气管插管：将气管与周围组织钝性分离，在气管上做一"⊥"形切口，插入"Y"形气管套管，并用线将气管套管结扎固定。用玻璃分针分离两侧迷走神经，并穿线备用，最后用温热生理盐水纱布覆盖于颈部创口部位。

（二）描记呼吸运动曲线

将压力换能器固定于铁支架上，用橡胶管将换能器与气管套管的一侧管相连。换能器的输入导线接到 BL-420F 生物机能实验系统的 CH 1。

启动计算机，进入主界面，从实验项目中找出呼吸实验的"呼吸运动调节"项，开始记录。

（三）观察各种因素对呼吸运动的影响

1. 观察实验条件下，呼吸运动曲线的频率和幅值，调节实验记录系统的灵敏度和扫描速度等，使记录下的呼吸曲线的幅值大小适宜、速度适中。

2. 提高吸入气 CO_2 浓度　取装有 CO_2 的球胆，将球胆出气胶管的针头靠近兔气管插管的侧管口，以增加吸入气中 CO_2 的浓度。呼吸出现明显变化后，立即移走球胆出气胶管的针头，停止 CO_2 的输入，使动物恢复吸正常空气。

3. 提高吸入气中的 N_2 浓度　提高吸入气中的 N_2 浓度，实质上导致了吸入气中的 O_2 浓度的降低。取装有 N_2 的球胆通过球胆出气针头靠近兔气管插管的侧管口，以提高吸入气中的 N_2 浓度，造成动物的缺氧，呼吸运动发生明显变化后移走针头，停止 N_2 的输入。

4. 血液酸碱度改变对呼吸运动的影响　用 5ml 注射器由耳缘静脉注入 1.5 % 乳酸 4 ml，降低血液的 pH 值后，观察呼吸运动的变化。

5. 增大无效腔对呼吸运动的影响　用 50cm 长的橡胶管套在气管插管的侧管上，因气管插管的另一侧管已与仪器相连，故动物只有通过长橡胶管通气，这样呼吸的无效腔增大。观察呼吸运动曲线的变化，待呼吸运动发生明显变化后，取下橡胶管。

6. 药物对呼吸的影响　1% 盐酸吗啡 0.5~0.6 ml /kg 耳缘静脉注射，观察呼吸有何变化？重复实验（二），观察比较用吗啡前后的实验结果有何不同。将 1% 尼可刹米 0.5 ml /kg 静脉注射，观察比较用尼可刹米前后的实验结果有何不同。

7. 迷走神经对呼吸运动的影响　观察实验条件下一段正常的呼吸曲线后，先剪断一侧迷走神经，观察呼吸运动的变化；再剪断另一侧迷走神经，对比观察剪断迷走神经前后呼吸运动频率和深度的变化。

（四）复制实验性肺水肿；观察速尿及度冷丁的治疗作用

1. 取 10 号导尿管用液体石蜡润滑后，自尿道缓慢插入，将导尿管用胶布与兔体固定，以防滑脱。

2. 颈外静脉分离及插管　于颈部皮下、胸锁乳突肌外缘找到颈外静脉，仔细分离 2~3 cm 长，穿两根线备用，把静脉导管与静脉输液装置连接，并注意排出管道内气体。插管前先用动脉夹夹闭静脉近心端，待静脉充盈后再结扎远心端。用眼科剪在静脉上靠远心端结扎线处呈 45° 剪一小口，插入导管并结扎（导管插入 2~3 cm）。打开静脉输液装置的螺旋夹，以 5~10 滴/分速度缓慢输入生理盐水。

3. 描记一段正常呼吸，并用听诊器听肺的正常呼吸音，然后快速输入 37℃ 生理盐水（输入总量 100 ml/kg，180~200 滴/分），两组待液体余 50 ml 时，从耳缘静脉缓慢推注 0.01% 肾上腺素（0.35 mg/kg）。治疗组再从耳缘静脉匀速推注 0.1% 速尿（2mg/kg）及 1% 度冷丁（30mg/kg）进行抢救。模型组不做药物治疗。

4. 实验过程中密切观察呼吸改变和气管插管内是否有粉红色泡沫状液体流出，并用听诊器听肺部有无湿性啰音出现。实验结束即夹住气管，处死动物，打开胸腔，用线在气管分叉处结扎，防止肺水肿液流出。在结扎处以上切断气管，小心将心脏及其血管分离（勿损伤肺）把肺取出，用滤纸吸去肺表面的水分后称肺重量，计算肺系数，然后肉眼观察肺大体改变。并切开肺，观察切面的改变，注意有无泡沫状液体流出。

肺系数计算公式：肺系数 = 肺重量（g）× 体重（kg）

正常兔肺系数为 4~5。

（五）实验结果处理

将实验结果填入表 3-1。

表 3-1　性实验性肺水肿对家兔的影响

观察指标	实验前	实验后	治疗后
一般情况			
口唇颜色			
呼吸变化			
肺系数			
呼吸音			
肺切面变化			
肺大体变化			

五、注意事项

1. 麻醉药量应严格计算，注药时应缓慢进行。
2. 耳缘静脉注入乳酸溶液时务必保证注入在静脉血管中，如动物麻醉偏浅，应适当追加麻醉药，以防动物挣扎。
3. 因静脉壁较薄，故静脉插管头部不能太锐利，以防刺破静脉。
4. 所描记的呼吸运动曲线每项实验的前后均要有正常对照。
5. 解剖取肺时，注意勿损伤表面和挤压组织，以防水肿液流出，影响肺系数。

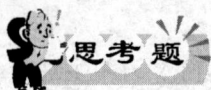

思考题

1. CO_2、缺氧、H^+对呼吸运动各有何影响？作用途径如何？

2. 呼吸无效腔的增大对呼吸有何影响？作用机制如何？

3. 迷走神经在呼吸运动的调节中有什么作用？如想观察其在呼吸调节中的作用，还可通过刺激迷走神经的方法来观察，实验中应刺激颈部迷走神经的中枢端还是外周端？为什么？

4. 吗啡、尼可刹米对呼吸有何影响？使用时应注意什么？

5. 分析药物治疗机制。

（王　萍）

实验三　家兔急性高钾血症及治疗

一、实验目的

1. 了解高血钾对心肌细胞的毒性作用　熟悉高钾血症家兔心电图变化的特征。

2. 掌握家兔高钾血症模型的复制方法。

二、实验材料

1. 实验器材　兔手术器械、注射器、离心管、头皮针、微量移液器及吸头、输液装置、心电针形电极、BL－420 F 生物信号处理系统、分光光度计、离心机、动脉导管、静脉导管、气管插管、试管架、试管、记号笔、小拉钩。

2. 实验药品　20 % 乌拉坦溶液、肝素生理盐水溶液、4 % 氯化钾溶液、10 % 葡萄糖酸钙溶液、4% 碳酸氢钠、葡萄糖胰岛素溶液（按10 % 葡萄糖液300 ml 加普通胰岛素7U 配置）、检测血钾浓度试剂。

3. 实验对象　家兔。

三、实验步骤

1. 麻醉与固定　动物称重，用20 % 乌拉坦溶液按5.0 ml /kg 剂量，由耳缘静脉缓慢注入。麻醉后将动物仰卧固定在家兔手术台上，耳缘静脉注射肝素生理盐水（2 ml /kg）。

2. 手术与插管　颈部剪毛，沿甲状软骨下正中切开皮肤约6 cm，分离右侧颈外静脉和左侧颈总动脉并插管。颈动脉导管用于取血；颈外静脉导管用三通管连接静脉输液装置，注意保持管道通畅；气管插管。

3. 测正常血钾浓度　颈总动脉取血1 ml，用分光光度计测量动物实验前的血清钾浓度。

4. 心电描记　头胸导联：将红色电极插在下颌部皮下，黄色电极插在胸壁相当于心尖的部位。

5. 高钾血症的复制　通过颈外静脉和输液装置，缓慢滴注2 % 的氯化钾生理盐水溶液，同时密切观察各项指标并及时记录。出现 P 波低平、增宽，QRS 波群低压变宽和高尖 T 波后，立即取血1 ml 做血钾测定，并开始实施抢救。

6. 实施抢救治疗方案　在滴注氯化钾生理盐水溶液之前，必须选择和准备好抢救药物，包括10% 葡萄糖酸钙溶液（静脉推注），或4% 碳酸氢钠（静脉滴注），或葡萄糖胰岛素溶液（静脉滴注）。并用头皮针准备好耳缘静脉输注通道。

在心电图出现典型高血钾改变后立即实施抢救，通过耳缘静脉快速注入抢救药物。如果10s 内无法输入抢救药物，救治效果欠佳。实施各项抢救项目后，待心电图基本恢复正常时再次由颈总动脉采血 1 ml，测定救治后的血浆钾浓度（注意：每实施一项抢救方法后均需采血测定血钾浓度）。

最后，注入致死量 2% 氯化钾，开胸观察心肌纤颤及心脏停搏时的状态。

四、注意事项

1. 麻醉要适度，过深抑制呼吸，过浅时动物疼痛则易引起肌颤，干扰心电图波形。

2. 保持动、静脉导管的通畅，确保各种液体能及时、准确地输入，尤其当小儿头皮针硅胶管有回血时应即时推入肝素以防凝血。

3. 取血过程中动作应轻柔，器皿应清洁、干燥以防血标本溶血，否则红细胞内钾离子逸出影响测定值。

4. 动物对注入氯化钾的耐受性有个体差异，根据动物的情况可选用不同浓度的氯化钾溶液。

5. 若记录心电图时出现干扰，应进行以下检查：①心电图机地线是否脱落；②导联线和针形电极是否松动；③实验过程中必要时才开动心电图机，以避免心电图机因长时间处于工作状况致使体温过高而发生干扰；④针形电极是否刺入皮下；⑤避免导线纵横交错，及时清除实验台上的液体。

6. 由于动物的个体差异，有时 T 波会融合在 S－T 段中而不呈现正向波。此时要通过更换导联方式，如改用头胸导联、肢体标 II 导联或 aVF 导联，务求在正常时描记出正向 T 波，否则很难观察到典型的高尖 T 波。在同一动物上，有时不能观察到所有心电变化。

7. 每次取血前必须先用另一注射器放掉导管中的肝素生理盐水，再用干燥注射器取血 1ml。

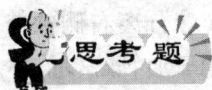

思考题

分析血钾浓度改变对心脏的影响。

（王 萍）

实验四　缺氧及药物的抗缺氧作用

一、实验目的

1. 学会复制动物低张性、血液性、组织中毒性缺氧模型，并了解缺氧类型。

2. 观察各种类型的缺氧对呼吸的影响和血液颜色的变化。观察并比较普萘洛尔的抗缺氧作用，联系其临床应用。

二、实验原理

缺氧（hypoxia）：组织细胞的氧供应不足或组织细胞利用氧的能力障碍，导致机体的功能、代谢和形态结构发生异常变化的病理过程。

本实验通过复制小鼠耗氧性缺氧、血液性缺氧和组织中毒性缺氧的动物模型，观察不同类型的缺氧对呼吸功能、全身状态及皮肤、口唇黏膜颜色改变的影响，并阐明其发生机制。

普萘洛尔为 β - 受体阻断剂，与肾上腺素 β 受体结合部位竞争性地抑制儿茶酚胺的作用。通过减弱或防止 β 受体兴奋而使心脏的收缩力与收缩速度下降，传导速度减慢，使心脏对运动或应激的反应减弱。因此，用于心绞痛的治疗，减低心肌氧耗，增加运动耐量。

三、实验材料

1. 实验器材　小白鼠缺氧瓶（或 100ml 带胶塞的锥形瓶）8 个、一氧化碳（CO）发生装置、手术剪、镊子各 1 把，1ml、5ml 注射器各 1 支、2ml 刻度吸管 1 个、橡皮管、弹簧夹、秒表、滤纸、250ml 烧杯 2 个、托盘天平 1 套、蛙板 3 个。

2. 试剂及药品　钠石灰（NaOH·CaO）、5% 亚硝酸钠、1% 美兰、0.1% 氰化钾、10% 硫代硫酸钠、凡士林、0.1% 盐酸普萘洛尔溶液、生理盐水。

3. 实验动物　小白鼠。

四、实验方法和步骤

一、复制缺氧模型

1. 低张性缺氧及普萘洛尔的抗缺氧作用

（1）制备缺氧瓶　取 250ml 的广口瓶 1 个，放入钠石灰 20g，用于吸收 CO_2 和 H_2O，缺氧装置如图 3 - 1。

（2）取体重相近、性别相同的小白鼠 2 只，称重、标记，观察呼吸（频率、深度及节律），循环系统状态（耳、鼻唇部和尾部的颜色）以及全身状态情况（动物活泼程度、动作是否灵活协调等），并按下属方法给药。

（3）甲鼠腹腔注射 0.1% 盐酸普萘洛尔 0.2ml/10g，乙鼠腹腔注射生理盐水 0.2ml/10g 作对照。

（4）15min 后，将 2 只小鼠放入已准备好的广口瓶内，用橡胶塞密闭（橡皮塞周围可涂一层凡士林或水以防止漏气），记录密闭起始时间。观察动物的一般情况，呼吸频率（次/10s）、幅度，皮肤、黏膜的颜色以及全身状态的变化。以后每 3min 重复观察上述指标一次（如有其他变化则随时间记录之）直到动物死亡为止。记录两鼠死亡时间。

图 3 - 1　小白鼠缺氧瓶装置

（5）计算各鼠存活时间和存活时间延长百分率，以判断实验小白鼠在缺氧条件下是否有抗缺氧作用。实验结果填入表 3 - 2。

（6）动物尸体留存，待 2、3、4 实验做完后，再依次剖开其腹腔，比较血液和肝脏颜色的差异，并记录之。

2. 一氧化碳（CO）中毒性缺氧

（1）如图 3 - 2 装好一氧化碳发生装置。

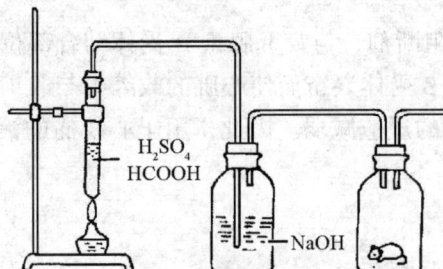

图 3 - 2　CO 发生装置

（2）取小鼠 1 只放入广口瓶中，观察其正常活动，观察指标同 1 之（2）。然后与一氧化碳（CO）发生装置连接。

（3）取甲酸 3ml 放入试管内，加入浓硫酸 2ml，用胶塞塞紧。（可用酒精灯加热，加速 CO 的产生，但不可过热以至液体沸腾，因 CO 产生过多过快动物迅速死亡，血液颜色改变不明显）。

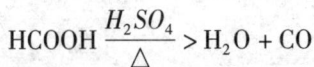

$$HCOOH \xrightarrow[\triangle]{H_2SO_4} > H_2O + CO$$

（4）观察指标与方法同上。动物死亡后，保留尸体待比较。

3. 亚硝酸钠中毒性缺氧

（1）取体重相近的小白鼠 2 只，按丙、丁编号，观察正常活动及各项指标后，分别给两只小鼠腹腔注射 5% 亚硝酸钠 0.3ml。给丙鼠注射亚硝酸钠（$NaNO_2$）后，再立即腹腔注入 1% 美兰溶液 0.3ml；丁鼠注射亚硝酸钠后则立即腹腔注射 0.3ml 的生理盐水作对照。

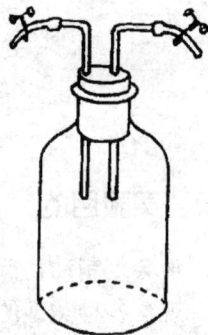

（2）观察各项指标变化。观察指标同方法 1 之（2），比较两鼠出现症状情况及死亡时间有无差异。

（3）尸体处理同 1 之（4）。

4. 氰化物中毒性缺氧

（1）取小白鼠 2 只，观察正常表现后，腹腔注射 0.1% 氰化钾 0.2ml。

（2）观察指标同 1 之（2）。

（3）待动物出现四肢软瘫时立即给甲鼠腹腔注射 10% 硫代硫酸钠溶液 0.4ml；乙鼠腹腔注射生理盐水 0.4ml。

（4）观察两只小鼠上述指标的变化及死亡时间，并记录之。

5. 将实验 1、2、3、4 组的小鼠尸体按顺序放好，依次剖开腹腔，观察并比较各鼠皮肤、黏膜颜色、内脏、血液颜色，比较各鼠情况有何不同，为什么？并把实验结果填入表 3-3。

五、实验结果

1. 低张性缺氧及普萘洛尔的抗缺氧作用　见表 3-2，并分析与所用药物的关系。

表 3-2　低张性缺氧及普萘洛尔的抗缺氧作用

鼠号	药物及剂量（ml）	存活时间（min）	生命延长百分率（%）
甲			
乙			

2. 统计结果　按下列公式计算存活时间延长百分率，判断普萘洛尔有无抗缺氧作用。

存活时间延长百分率（%）=

$$\frac{给药组平均存活时间（min）－对照组平均存活时间（min）}{对照组平均存活时间（min）} \times 100\%$$

3. 小白鼠四种类型缺氧实验各项指标的变化　见表 3-3，比较各型缺氧的不同。

表 3-3　小白鼠四种类型缺氧实验各项指标变化比较

缺氧类型	呼吸（频率、幅度）	功能状态（活动度）	皮肤黏膜颜色	肝脏颜色	血液颜色
低张性缺氧					
CO 中毒性缺氧					
亚硝酸钠中毒性缺氧					
氰化钾中毒性缺氧					

六、注意事项

1. 不同实验组间雌雄可兼用，但同一组内的小鼠必须是同一性别。

2. 缺氧瓶一定要密闭严密（可用凡士林或水涂在瓶塞周围），否则不会缺氧。

3. 氰化钾有剧毒，勿沾染于皮肤、黏膜，特别是有破损处，实验后将物品洗涤干净。

4. 小白鼠腹腔注射时，应稍靠左下腹，勿损伤肝脏；同时也应避免将药液注入肠腔或膀胱。

5. 呼吸停止为死亡指标，因此实验中应密切观察各鼠呼吸的变化。

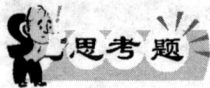

思考题

1. 什么是缺氧？可分几种类型？分类依据是什么？各型缺氧对呼吸有何影响？血液颜色有无不同？为什么？

2. 根据实验结果，分析普萘洛尔的抗心肌缺氧作用机制及治疗心绞痛的意义。

3. 乏氧性缺氧与其他类型缺氧引起呼吸的变化有无不同？为什么？

4. 各型缺氧对呼吸有何影响？血液及肝脏颜色有何不同？为什么？

（赵四敏）

实验五　大鼠实验性发热及解热药物的作用

一、实验目的

1. 掌握大鼠发热模型的制备方法；
2. 观察阿司匹林、柴胡注射液的解热作用。

二、实验原理

人和哺乳类动物的体温维持在恒定范围，以适应机体新陈代谢和正常生命活动的需要。而体温的相对稳定是在体温调节中枢的调控下实现的。位于视前区下丘脑前部的体温调节的高级中枢一方面感受来自外周温度刺激和中枢温敏神经元的温度信息；另一方面整合信息，发放相应指令控制产热和散热平衡，维持体温恒定。

发热是在致热原的作用下使体温调节中枢的调定点上移而引起的调节性体温升高。传染性因素和非传染性因素（发热激活物）能激活体内产致热原细胞，使其产生、释放内生致热原；血循环中的内生致热原进入脑内，作用于体温调节中枢，引起发热中枢介质的释放，继而引起体温调定点上移。前列腺素E（PGE）是一种非常重要的发热中枢正调节介质，可引起明显的发热效应，其致热敏感点在体温调节中枢。阿司匹林作为PGE合成抑制剂，可通过抑制PGE合成酶（环加氧酶）减少PGE的合成，对多种内生致热原引起的发热有解热作用。柴胡长于透表泄热，和解少阳，为治外感发热、邪在少阳、寒热往来的主药。现代药理研究表明，柴胡皂苷具有解热、镇静、镇痛等多种药理作用，是临床上外感发热治疗的常用药物。

三、实验材料

1. **实验器材**　1ml注射器、肛温表、灌胃针头。
2. **实验药品**　0.3%二硝基苯酚（致热剂）、4%阿司匹林混悬液、柴胡注射液（2 g/2 ml）、生理盐水。
3. **实验对象**　大鼠4只（体重为150~200g）。

四、实验方法

1. 选用体温在36.6~38.3℃之间的大鼠4只，称重，按A、B、C、D进行标记。
2. 取A、B、C三只大鼠分别皮下注射0.3%的2,4二硝基苯酚20~30 mg/kg。
3. 待体温升高后（约升高1℃），A鼠给予4%阿司匹林混悬液1ml/100g体重灌胃；B鼠0.15ml/100g体重柴胡注射液肌内注射；C鼠和D鼠给予等容量的生理盐水。
4. 分别于给药后0.5、1、1.5、2、3、4h测定、记录体温变化。

五、实验结果

将所观察的实验结果填入表 3 - 4。

表 3 - 4   大鼠体温记录表

	正常	致热后					
		0.5 h	1 h	1.5 h	2 h	3 h	4 h
A 鼠							
B 鼠							
C 鼠							
D 鼠							

六、注意事项

1. 实验室温度应保持恒定在 20 ~ 25℃，以免影响发热反应的速度和程度。

2. 实验动物应做好标记，以保证实验结果准确无误。

附：致热剂的配置　精密称取 2，4 二硝基苯酚 150mg，置于 40ml 生理盐水中，滴加 5M 的氢氧化钠溶液，不断搅拌，待药液澄明变亮黄色，再加生理盐水至 50ml。

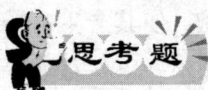

思考题

1. 阿司匹林的解热作用机理是什么？对正常体温是否有影响？

2. 柴胡注射液与阿司匹林的解热作用有何不同？

3. 比较柴胡和阿司匹林对发热体温的影响，并联系其临床应用。

（赵四敏）

实验六 药物的抗惊厥作用

惊厥是由于中枢神经过度兴奋引起的骨骼肌不自主和不协调的抽搐。药物抗惊厥作用的实验方法很多,下面介绍药物致惊法和电惊厥两种实验方法。

方法 1 苯巴比妥钠的抗惊厥作用

一、实验目的

1. 学习动物惊厥模型的复制方法,观察大剂量尼可刹米的中毒反应。
2. 观察苯巴比妥钠对小鼠化学惊厥的对抗作用,联系其临床应用。
3. 练习小白鼠的捉拿及腹腔注射方法。

二、实验原理

惊厥是由多种原因引起的中枢神经系统兴奋所致的全身骨骼肌不自主的强烈收缩。尼可刹米是中枢兴奋药,治疗剂量主要兴奋延髓呼吸中枢;大剂量尼可刹米兴奋脊髓,引起实验动物惊厥发作,给予苯巴比妥钠可对抗尼可刹米的致惊厥作用。

三、实验材料

1. **实验器材** 托盘天平或小动物电子秤 1 台,注射器(1ml)3 支,5 号针头 3 个,钟罩或大烧杯 2 个,记号笔 1 支。
2. **实验药品** 2.5% 尼可刹米溶液,0.5% 苯巴比妥钠溶液,0.9% 氯化钠注射液。
3. **实验对象** 小白鼠。

四、实验方法

1. 取大小相近的小白鼠 2 只,称重、编号,放入钟罩或大烧杯内观察其正常活动。
2. 甲鼠腹腔注射 0.5% 苯巴比妥钠溶液 0.15ml/10g,乙鼠腹腔注射 0.9% 氯化钠溶液 0.15ml/10g 作对照,放入钟罩或大烧杯内观察其活动情况。
3. 20 分钟后两鼠分别腹腔注射 2.5% 尼可刹米溶液 0.1ml/10g,随即将它们放入钟罩或大烧杯内,观察两鼠有无惊厥(以后肢伸直为惊厥指标)发生,并记录惊厥出现的速度、时间、程度和结果有何不同。

五、实验结果

将所观察的实验结果填入表 3 - 5。

表 3 – 5 苯巴比妥钠的抗惊厥作用

鼠号	体重（克）	药物	剂量（ml）	注射 2.5% 尼可刹米后有无惊厥	惊厥情况		最终结果
					惊厥发生时间	持续时间	
甲		0.5% 苯巴比妥钠					
乙		0.9% 氯化钠					

六、注意事项

1. 严格掌握剂量，以免造成实验结果的误差。

2. 腹腔注射在小白鼠下腹部，切勿进针过深损伤内脏，否则内脏出血小白鼠而死，影响实验进行。

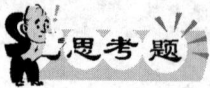

思考题

1. 苯巴比妥钠对抗尼可刹米引起惊厥的机制是什么？

2. 简述苯巴比妥钠的作用特点、临床用途及应用注意事项。

方法 2 地西泮的抗惊厥作用

一、实验目的

1. 学习动物惊厥模型的复制方法，观察普鲁卡因的中毒反应。

2. 观察局麻药吸收中毒反应和地西泮的抗惊厥作用，联系其临床应用。

3. 练习家兔的肌内注射及耳缘静脉注射方法。

二、实验原理

普鲁卡因为局部麻醉药，局部麻醉药过量可吸收入血，进入中枢后使边缘系统兴奋灶扩散，表现为中枢兴奋、抽搐、惊厥，后转为抑制。地西泮作用于边缘系统，能加强 γ - 氨基丁酸（GABA）能神经元的抑制作用，可针对性地对抗局麻药中毒性惊厥。

三、实验材料

1. **实验器材** 电子秤 1 台、5 ml 注射器 2 支、记号笔 1 支、酒精棉球、棉球。

2. **实验药物** 5% 盐酸普鲁卡因溶液，0.5% 地西泮溶液。

3. **实验对象** 家兔。

四、实验方法

1. 取健康家兔 1 只，称重并观察其正常活动（活动情况、呼吸、肌张力）。

2. 在一侧臀部肌注 5% 盐酸普鲁卡因 2ml/kg。观察动物的活动姿势、肌张力及呼吸等变化。

3. 当家兔出现明显惊厥后，由耳静脉缓慢推注 0.5% 地西泮 0.5~1ml/kg，直到肌肉松弛为止。

五、实验结果

将所观察的实验结果填入表 3-6。

表 3-6 地西泮的抗惊厥作用

	普鲁卡因		注射地西泮后
	给药前	给药后	
家兔反应			

六、注意事项

1. 普鲁卡因过量中毒表现为强直性惊厥，此时应立即静注地西泮。
2. 局麻药中毒家兔出现强直性惊厥后，应缓慢推注地西泮，过快可抑制呼吸。

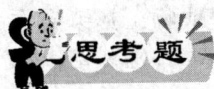

思考题

地西泮的作用特点，作用机制，临床用途及不良反应。

（于伟凡）

实验七　哌替啶和罗通定的镇痛作用

一、实验目的

1. 观察并比较哌替啶和罗通定的镇痛作用，分析二者作用的差异，并分析其作用机制。
2. 学习化学刺激法筛选镇痛药或比较镇痛效果的方法。

二、实验原理

腹膜感觉神经末梢广泛，把醋酸（或酒石酸锑钾）溶液等化学刺激物注入小鼠腹腔，可刺激腹膜使小鼠产生持久疼痛，表现为扭体反应。哌替啶为人工合成镇痛药，主要作用是激动阿片受体，激动脑内"抗痛系统"，阻断痛觉传导，产生中枢镇痛作用；其作用出现快，对各种剧痛均有良效。罗通定为植物延胡索的提取物，其镇痛作用与脑内阿片受体无关，但能阻断脑干网状结构上行激活系统，对慢性持续性钝痛效果较好。

三、实验材料

1. **实验器材**　1ml注射器，天平。
2. **实验药品**　0.2%盐酸哌替啶溶液，0.2%罗通定溶液，0.6%醋酸溶液，生理盐水。
3. **实验对象**　小鼠。

四、实验方法

1. 取体重相近的小鼠6只，随机分成甲、乙、丙三组，每组2只。称重，标记。
2. 给药　甲组腹腔注射0.2%盐酸哌替啶溶液0.1ml/10g，乙组腹腔注射0.2%罗通定溶液0.1ml/10g，丙组腹腔注射生理盐水0.1ml/10g。
3. 30分钟后，各鼠均腹腔注射0.6%醋酸溶液0.2ml/10g，观察10min内各组出现扭体反应的鼠数。小鼠扭体反应为腹部内凹、臀部抬高、躯干扭曲、后肢伸直。

计算各组镇痛百分率，把结果填入表3-7。

五、实验结果

1. 综合全室实验结果，填入表 3 –7 中。

表 3 –7　疼痛反应与药物的镇痛情况比较

组别	药物	鼠数	扭体反应鼠数	无扭体反应鼠数	药物镇痛百分率
甲	哌替啶				
乙	罗通定				
丙	生理盐水				

2. 计算镇痛百分率

P =（给药组无扭体反应鼠数 – 对照组无扭体反应鼠数）/ 对照组扭体反应鼠数 $\times 100\%$

六、注意事项

1. 醋酸溶液要临用临配，存放时间过长常使其作用减弱。
2. 小鼠体重轻，出现扭体反应率低。
3. 扭体反应任何一项出现，均为阳性反应。
4. 若给药组比对照组扭体反应发生率减少 50% 以上，即认为该药有镇痛作用。
4. 本实验结果可进行 χ^2 检验。

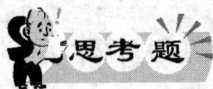

思考题

1. 罗通定和哌替啶的镇痛作用各有何特点？
2. 从实验结果分析罗通定和哌替啶的镇痛的镇痛机制。
3. 罗通定和哌替啶应用时应注意哪些事项？

（康红钰　于伟凡）

实验八　急性右心衰竭

一、实验目的

1. 学习复制急性家兔右心衰竭的模型。
2. 观察增加前后负荷对心脏功能的影响。
3. 观察急性右心衰竭时的临床表现及血流动力学指标的改变，讨论其发生和变化机制。
4. 加深对心力衰竭的病理生理变化的理解。

二、实验原理

心力衰竭（heart failure）：是指在各种致病因素作用下，心脏的收缩（和）或舒张功能障碍，使心泵血功能低下，心输出量下降，不能满足机体组织代谢需要的一种病理生理过程或综合征。致病因素包括心脏本身的病变（心肌炎、心肌病）、心肌缺血缺氧（冠状动脉的栓塞）、心脏前后负荷增大（肺动脉栓塞、肺动脉高压，使后负荷增大即压力负荷增大）、血容量增多增大了心脏的前负荷（即容量负荷如室间膈缺损）等。

通过急性增加右心室前后负荷使家兔发生急性右心衰竭：

1. 通过静脉注射液体石蜡，使肺动脉栓塞，增加右心室后负荷即压力负荷，右心室射血阻力增加，使右心室收缩受限。
2. 通过大量快速静脉输液，右心室前负荷即容量负荷增加，使右心室舒张受限。二者造成家兔急性右心衰竭的发生。

三、实验材料

1. **实验器材**　手术器械 1 套、婴儿称 1 台、兔手术台、注射器（20 ml、5 ml、2 ml）各 1 支、输液装置 1 套、动脉夹 1 个、动静脉插管各 1 个、三通管 4 个、BL - 420F 生物信号系统 1 套、压力换能器 2 套、呼吸换能器 1 套、气管插管。

2. **实验药品**　1 % 体内抗凝肝素、体外抗凝肝素、25 % 乌拉坦溶液、液体石蜡、生理盐水。

3. **实验动物**　家兔 1 只（体重≥2.5 kg）。

四、实验方法

1. **麻醉固定动物**　取兔 1 只，称重后以 20% 乌拉坦 5 ml/kg 耳缘静脉注射麻醉，麻醉效果判断：①家兔角膜反射消失；②口唇反射消失或迟钝；③四肢肌肉松弛。麻醉完全后仰卧位固定于兔解剖台上。

注意：麻醉时要保留一侧耳缘静脉完好，用于注射肝素和液体石蜡。

2. 手术　颈部剪毛，正中切口约 8～10cm，用止血钳和玻璃分针钝性分离气管，注意一定要将其表面的黏膜分离干净，穿线备用；分离两侧颈外静脉（1～2cm）及左侧颈总动脉（2～3cm），各穿两根线备用。

3. 气管插管　在甲状软骨下方第 3～4 气管软骨环之间做一倒 "T" 字形切口，插入气管插管，然后用丝线结扎固定，连于主机一通道的呼吸换能器上，观察呼吸的变化。

4. 用 5 ml 注射器耳缘静脉注射 1% 肝素溶液 1ml/kg。事先将压力换能器与主机三通道连接，并将静脉插管与三通管充满肝素，右侧颈外静脉远心端结扎，在结扎线的近心端稍下方用眼科剪刀向心方向剪一小口，将静脉插管插入（深度 5～8cm），如插管过程中遇到阻力，将管稍撤出一些改变方向后再向前插入直到右心房入口处，用另一备用线结扎固定并反固定。连于主机三通道，观察中心静脉压（CVP）的变化。

5. 将压力换能器与主机二通道连接，并将动脉插管与三通管内充满肝素，左侧颈总动脉远心端结扎，近心端夹动脉夹，在结扎线的下端用眼科剪刀向心方向剪一小口插入动脉插管，结扎固定反固定。连于主机二通道，观察血压（BP）的变化。

6. 左侧颈外静脉插管（1～2cm）　输生理盐水溶液，此时输液速度要慢（5～10 d/min），保证管内血液不凝即可，插管前要先排出管内的气泡。

7. 完成手术操作以后，动物稳定五分钟开机调整波形，过程如下：

（1）调整信号窗　在系统主菜单下按 ESC 键，出现 "监视状态、记录状态、结束实验" 的对话信息时，按方向键，将光标移动到 "监视状态" 后按 Enter 键；在监视状态下，选择 "参数设置 8" 中的 "显示方式" 后按 Enter 键，将光标移动到 "扩展屏幕" 并按 Enter 键，信号窗子分区形式消失，成为一个大的窗口；再选择 "显速选择" 将显速调整到 10mm/s。

（2）调整呼吸波形　在扩展屏幕状态下，移动光标至 "信号输入 1→通道 1→自动频带→选择呼吸，按 Enter 键后出现呼吸波形，调整波幅，将红色光标移至增益选择 2 →选择通道 1→用方向键来选择合适的增益倍数约 4～8，按 Enter 后→选择参数设置 8 →干扰滤波→平滑滤波，用方向键将平滑滤波点数增大到 14～15 点→基线位移→将通道 1 的基线移到 1 通道的位置（屏幕上 1/4 左右，约 −375 到 −350 点）后按 Enter 键。

（3）动脉血压波形　同样选择信号输入 1→通道 2→自动频带→压力→自动调零，将换能器不插管一侧的三通管与大气相通，即使换能器负荷为零，稳定后按任意键，关闭调零的三通管，打开插管一侧三通管→再进行增益（约 2～4），波形适宜后→参数设置 8→基线位移→通道 2 的基线移到 2 通道的位置但要高些（上 1/3，约 −275 到 −300左右），因实验过程中动脉血压变化幅度较大。

（4）中心静脉压波形　进入程序同（2）但选通道 3，且将 3 通道的基线移到通道 3 的位置但要低些（下 1/4，−500 点左右）。干扰滤波约 3～4 点。然后按 ESC 键，出现 "监视状态、记录状态、结束实验" 的对话信息时，按方向键，将光标移动到 "记录状态" 后按 Enter 键进入记录状态开始实验，在各指标正常稳定后打一标记：一次 F2—二次 Esc 键。

测下列正常指标：心率、心音强度（用听诊器）、BP（数据栏中 MP）、CVP（F_3 测量，参看 "MS－2000 多媒体化生物信号系统的使用及操作" 章中的 "F_3 屏幕测算"

的使用）、呼吸、呼吸强度（听诊器）、肝—CVP反流实验（以压迫右上腹肝区3s，中心静脉压上升的kpa数表示）。

8. 上述指标测定后耳缘静脉注射37℃的液体石蜡0.5 ml/kg，速度要慢，约1～2min注完。注射时观察记录微机上呼吸、血压、中心静脉的变化，如有一项出现明显变化时立即打标记并终止注射。

9. 继续观察各项指标的变化，液体石蜡注射完五分钟以后，以约每分钟5ml/kg的速度大量输入生理盐水，随时记录各项指标的变化，其中一项如有明显变化在显示器上打标记。如输液超过300ml时各项指标无明显变化时，停止滴注（即将输液速度调节到最慢，以输液管内血液不凝为宜），再注射一次相同剂量的液体石蜡，5 min后再开始大量输液，直至动物死亡。

10. 动物死亡后，挤压胸壁，观察气管有无分泌物溢出。

尸检：

腹腔：有无皮下水肿，是否有腹水，其量是多少及其颜色；肠系膜血管充盈情况，肠壁有无水肿及其色，肝脏的体积和外观（切断下腔静脉后观察肝脏的变化）。

胸腔：有无胸水及其量，心脏各腔体积的变化，肺的外观及其切面的变化，剪断肺动脉看是否有油滴状液体流出等。

五、实验结果

将观察的结果记录到表3－8。

表3－8　家兔心衰前后各项指标变化情况比较

项目＼指标	一般情况	呼吸		心跳		压 (kPa)	中心静脉压 (kPa)	尸检
		频率	深度	频率	强弱			
心衰前（正常）								
心衰后								

五、注意事项

1. 颈外静脉浅在、壁薄，分离时应仔细钝性分离，切忌用剪刀剪切。切忌粗暴、弄破，以免出血或结扎喉返神经而影响呼吸，甚至呼吸停止。

2. 静脉导管的插入深度为5～7cm，在插管过程中如遇阻力，可将导管稍微退出，调整方向再插，切忌硬插插破血管。插好可见中心静脉压中液面随呼吸明显波动。动脉插管前近心端先用动脉夹夹闭。

3. 各三通管要在实验前先充满肝素溶液。

4. 液体石蜡注射速度要慢，输液速度要适中，太慢心力衰竭不易出现，太快则心力衰竭表现不够典型。

5. 全麻不宜过深，麻醉过深可因动物排尿增加而致实验时间延长。

6. 尸检时注意不要损伤胸、腹腔血管，以免影响对胸腹水的观察。

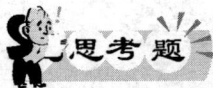

思考题

1. 为什么要用双侧颈外静脉而不用颈总静脉？
2. 本实验是什么原因引起的右心衰竭？哪些指标变化是右心衰竭所致？
3. 本实验有无缺氧？有哪些类型？其发生机制是什么？
4. 有无酸碱平衡紊乱和肺水肿？如果有，其发生机制是什么？
5. 肝—中心静脉压反流实验说明什么问题？
6. 尸检时可见到哪些临床表现，各项变化的病理生理基础是什么？

（赵四敏）

实验九　家兔失血性休克及治疗

一、实验目的

1. 采用颈动脉快速放血法复制兔失血性休克模型。
2. 观察急性失血性休克前后血压、心率、呼吸、尿量的变化，并探讨失血性休克的发病机制。
3. 观察多巴胺对急性失血性休克的治疗作用。

二、实验原理

失血导致血容量减少，是休克常见的病因。一般而言，血量锐减（如肝、脾破裂、胃十二指肠溃疡出血）超过总血量的 20% 以上时，极易导致急性循环障碍，使组织有效血液灌注量急剧减少，即引起休克的发生。依据经典的微循环理论，休克的发生需经过微循环缺血期、微循环淤血期、微循环衰竭期，但依失血程度及快慢的不同，各期持续的时间，病理生理改变和临床表现均有所不同。

本实验家兔失血至收缩压为 30mmHg（正常为 105mmHg 左右）时，相当于中、重度休克。观察失血性休克发生时心血管和肺功能的改变以及血管活性药物等治疗措施对其的影响。

三、实验材料

1. **实验器材**　BL-420F 生物机能系统 1 套、电子磅秤 1 台、压力换能器 1 个、三通管 1 个、兔手术台 1 张、哺乳类动物手术器械一套、静脉输液装置一套、动脉夹、刺激电极、100 ml 烧杯 1 个、玻璃分针、静脉插管、动脉插管、1 ml、5 ml、20 ml、50 ml 注射器各 1 个、针头、手术线。

2. **实验药品**　20% 乌拉坦、生理盐水、肝素溶液（体内抗凝肝素、体外抗凝肝素）、右旋糖酐液、0.1% 肾上腺素液、20% 氨基甲酸乙酯、0.9% 氯化钠、0.5% 肝素、0.001% 多巴胺。

3. **实验对象**　家兔。

四、实验步骤和方法

1. 取成年兔 1 只，称重后耳缘静脉缓慢注射 20% 氨基甲酸乙酯（5 ml/kg）进行全身麻醉。

2. 将动物仰卧位固定于兔台上，剪去颈部被毛，在甲状软骨下切开颈正中皮肤 6cm 左右。分离皮下组织，暴露颈部肌肉，颈总动脉位于气管两侧。首先做右侧或左侧颈总动脉插管，分离覆于气管上的胸骨舌骨肌和侧面斜行的胸锁乳突肌，深处可见颈动脉鞘，用纹式血管钳分离鞘膜，避开鞘膜内神经，分离出 2~3 cm 长的颈动脉，在其下方穿 2 条线备用，一线结扎动脉远心端，并在近心端用动脉夹夹住动脉，以左手食指垫于动脉下，拇指和中指捏住结扎线。右手用眼科剪，离远心端结扎线 0.5cm 处，在动脉壁向心剪一呈 45°角的小口，深约为管径的 1/3 或 1/2。右手插入已备好的动脉导管下（插入前先打开三通开关，用注射器向导管内灌满肝素生理盐水，排去气泡。关上三通开关），插入后将穿好的另一线把导管与动脉扎在一起（先打开个结，不太紧，以防松开动脉夹后引起出血。然后小心放开动脉夹，若有出血，可将线扎紧些以不影响导管继续送入动脉为好，将导管送入动脉约 2~4 cm，扎紧，固定）。用远心端的线，围绕导管打结，使固定，用胶布将导管粘在兔头固定夹的口套上以进一步固定。打开动脉夹，通过压力换能器连接到 MS 第 3 通道，记录血压。每隔 30min 从动脉插管的三通接头处向心脏方向注入 0.5% 肝素 0.5 ml /次，以防动脉导管内血液凝固。在另一侧做颈外静脉插管，以备治疗。

3. 用同上方法做右侧或左侧颈总动脉插管，以备放血。

4. 于剑突部位剪毛后切开皮肤，分离暴露剑突，再通过张力换能器连接到 MS 第 4 通道，描记呼吸。

5. 插导尿管，用于观察每分钟尿滴数。

6. 在上述各项操作均完成后，观察记录放血前的各项生理指标，包括皮肤黏膜颜色、血压、呼吸、心率、尿量。

7. 打开颈动脉导管上的夹子，使血液从颈总动脉放入注射器内。第 1 次放血量为家兔总血量的 10%〔兔总血量按体重（kg）×70 ml 计算〕，于放血后即刻和放血后 5min，分别观察记录动物各项指标的变化。第 2 次放血量为家兔总血量的 20%，使血压下降，再观察并记录动物各项指标的变化。

8. 20 min 后，对照组快速从静脉输入生理盐水，补液量为出血量的 120%；治疗组在快速静脉输入生理盐水后，静脉输入 0.001% 多巴胺（4~5 ml /min），20 ml /kg，连续观察记录上述指标。

五、实验结果

将家兔失血性休克的血压、呼吸、尿量及皮肤黏膜等变化结果填入表 3-9。

表 3-9 家兔失血性休克的血压、呼吸、尿量及皮肤黏膜等变化

观察指标	血压	呼吸	心率	尿量	皮肤黏膜变化
失血前					
第 1 次放血即刻					
第 1 次放血 5 min 后					
第 2 次放血后					
对照组					
治疗组					

六、注意事项

本实验手术多，而且全身血液肝素抗凝，应注意将切口处的小血管结扎止血。

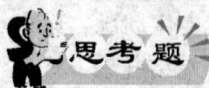

思考题

1. 如何判断休克的程度？

2. 实验性失血性休克发生的机制是什么？

3. 动脉血压降低可否认为是判定休克的唯一指标？

4. 观察急性失血性休克前后血压、心率、呼吸、尿量的变化，并探讨失血性休克的发病机制。

5. 失血性休克的救治原则及依据是什么？

6. 分析药物治疗休克的机制。

（王　萍）

实验十　利多卡因对氯化钡诱发心律失常的对抗作用

一、实验目的

1. 观察利多卡因对氯化钡诱发的心律失常的对抗作用。
2. 学习心律失常动物模型的制备方法。
3. 关爱动物，正确进行实验操作，认真观察和记录实验现象和结果。

二、实验原理

氯化钡能增加浦氏纤维对 Na^+ 的通透性，促进 Na^+ 内流，并可能抑制 K^+ 外流，使动作电位4相自发除极速率加快，促成异位自律性增高，表现为室性早搏、二联律、室性心动过速、室颤等，故氯化钡可制作心律失常病理模型。利多卡因能轻度抑制 Na^+ 内流并促进 K^+ 外流，故对氯化钡所致心律失常模型有治疗作用。

三、实验材料

1. **实验器材**　心电图机（或多媒体生物信号记录分析系统）、大鼠手术台、1ml 及 2ml 注射器、眼科剪1把、手术剪、眼科镊1把、静脉导管1条、000号丝线、棉球、纱布若干、4号及6号针头等。

2. **实验药品**　肝素生理盐水、3%戊巴比妥纳溶液，1%氯化钡溶液、0.5%利多卡因溶液。

3. **实验对象**　大鼠（或家兔）1只，体重200~300g。

四、实验方法

1. **动物麻醉和固定**　大白鼠称重后，腹腔注射3%戊巴比妥纳溶液 0.2ml/100g，麻醉后背位固定于手术台上。

2. **动物手术操作**　剪去大鼠一侧腹股沟的毛。于大腿内侧摸及股动脉搏动处，顺其走向剪开皮肤约2cm长，暴露并分离股静脉，下穿两线。提起近心端线以阻断血流使股静脉充盈，用眼科剪于股静脉远心端剪一小口插入已接注射器内充肝素生理盐水的股静脉插管双重结扎固定，结扎远心端。

3. **开始实验**

（1）把心电图机的肢体导联的针形电极插入大鼠四肢皮下，描记一段 II 导联正常心电图。（红黄绿黑：右上肢——左上——左下——右下肢）

（2）股静脉注射氯化钡 4mg/kg（0.8%溶液 0.05ml/100g）再推入生理盐水 0.1ml/100g，诱发心律失常，立即记录给药后30s、1min、2min、3min、5min、10min 的心电图直至心律失常恢复，观察其变化及持续时间。

（3）在出现心律失常的心电图后，立即股静脉注射盐酸利多卡因 5mg/kg（0.5% 溶液 0.1ml/100g），按上述时间要求描记心电图。以判定利多卡因是否有抗心律失常作用。

（4）当用利多卡因使心电恢复正常后，再静脉注射过量的利多卡因（>0.5% 溶液 0.1ml/100g）观察其心电的变化。导致心动过缓，传导阻滞。

五、实验结果

列表整理，将心律失常持续时间分别记录在表 3 - 10 中（可将全班结果统计进行处理）。剪贴心电图。

表 3 - 10　利多卡因抗心律失常的作用

心律失常	例　数	心律失常持续时间/（min）

六、注意事项

1. 股静脉充盈才能在其上剪开缺口。本实验作股静脉插管是为了静脉给药，如插管失败可考虑其他静脉给药（舌下静脉给药）。

2. 静脉注射氯化钡不能过快、过量，否则易致大鼠死亡。

3. 心电图针形电极应插入皮下，不能插入肌肉。

4. 注射氯化钡出现心律失常后，应立即注入利多卡因。

5. 氯化钡诱发心律失常是双相性心动过速、室性早搏，约持续 15 分钟。

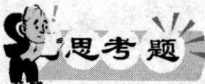

思考题

1. 氯化钡致心律失常的机制是什么？

2. 利多卡因抗心律失常的离子机制是什么？

3. 利多卡因在临床可用于治疗哪些类型的心律失常？为什么？

（王雁梅）

实验十一　肾脏泌尿功能与肾功能不全的治疗

一、实验目的

1. 通过神经、体液及自身调节因素改变肾血流量、血浆晶体渗透压，肾小管对水和电解质的重吸收来观察影响尿生成的因素，并分析其作用机制。

2. 复制氯化高汞中毒性肾功能衰竭的动物模型，观察中毒家兔的一般状态、血液生化改变、尿液及形态学改变，分析致病因素及导致急性肾衰的可能发病机制。

3. 通过利尿剂的应用，观察对急性肾功能衰竭动物实验模型的治疗效果，并分析其可能的作用机制。

二、实验原理

1. 肾脏是一个多功能器官，其主要功能之一是泌尿功能。尿的生成过程包括：肾小球的滤过；肾小管和集合管的重吸收；肾小管和集合管的分泌和排泄。凡能影响以上这些过程的因素，均会影响尿的生成而引起尿量的改变。

2. 重金属（如铅、汞等）可作用于肾小管细胞，是造成肾中毒而导致急性肾功能衰竭的主要原因之一。这种中毒常引起近曲小管局部细胞水肿→细胞核固缩→肾小管呈片状坏死，故可使肾功能急剧下降而发生急性肾衰。急性肾衰时，使用利尿剂可收到良好的治疗效果。

三、实验材料

1. **实验器材**　兔手术器械一套、注射器（5 ml 3 支、20 ml 1 支）、针头、兔解剖台、棉花、纱布、废物缸、细塑料管 2 根/兔、手术线、培养皿、大烧杯、酒精灯、石棉网、三角铁架、火柴、温度计、试管（10 ml 4 支/兔）、移液管（5 ml 3 支，2 ml 2 支，1 ml 1 支，0.2 ml 3 支，0.1 ml 2 支）、吸球、试管架、量筒（500 ml）1 个、小烧杯 2 个、试管刷数个、721 分光光度计、比色杯、滤纸、离心机、天平、兔血压计一套。

2. **实验药品**　20% 乌拉坦、抗凝剂（肝素或枸橼酸钠）、0.9% 生理盐水、1% $HgCl_2$，0.6% 酚红溶液、1% 速尿、20% 葡萄糖溶液、10% NaOH 溶液、2% 酒石酸锑醋钾、蒸馏水、肌酐标准液、肌酐应用标准液、碱性苦味酸、钠标准液、1/10 000 肾上腺素等。

3. **实验对象**　家兔。

四、实验方法

1. 实验动物分组　取健康家兔 2 只，1 只为正常对照兔，1 只为中毒实验兔。于实验前一天称重后，中毒实验兔皮下或肌肉注射 1% $HgCl_2$（按 0.0 ~ 1.0 ml /kg 体重），造成急性中毒性肾病；对照组皮下或肌肉注射等剂量的生理盐水。动物于实验前均喂少量蔬菜。在实验过程中观察比较对照兔及中毒兔的一般状态、活动情况与尿量。

2. 麻醉与颈部手术　家兔称重后，耳缘静脉注射 20% 乌拉坦（5 ml /kg 体重）。待动物麻醉后，固定于兔台上，剪去颈部和下腹部的毛。做颈部正中切口，分离右侧迷走神经，分离左侧颈总动脉，用丝线结扎动脉远心端，近心端用动脉夹夹闭，于动脉下穿线备用，在结扎线上方的动脉壁上剪一斜口，向心方向插入已充满生理盐水或抗凝剂的动脉导管或细塑料管，用备用线结扎、固定，用以描记动脉血压。实验开始时，从家兔心脏采血 3 ~ 5 ml 置于干燥试管中，放置 10 分钟，3000 转/分，离心 15 分钟，小心吸取血清置于另一干净试管中，备测血钠、血肌酐用。

3. 尿液收集方法

（1）输尿管导尿法　在耻骨联合上缘约 1.5cm 处，向上沿正中线做约 5cm 的皮肤切口，沿腹白线切开腹膜，将膀胱移出体外，暴露膀胱三角，仔细找出两侧输尿管，将其与周围组织轻轻分离。用丝线将输尿管近膀胱端结扎，另用一线穿入输尿管下方，轻轻提起输尿管，在穿线和结扎端之间剪一斜口，把充满生理盐水的细塑料骨向肾脏方向插入输尿管内，用线结扎固定，可看到尿液从细塑料管中慢慢的逐滴流出。手术完毕后，用温热的生理盐水纱布将腹部切口处盖住，以保持腹腔的温度。将细塑料管的另一端连到记滴器，以记录尿滴数。

（2）膀胱导尿法　在兔子较小，输尿管插管很困难时，可采用此法。自耻骨联合上缘向上沿正中线作 5cm 长的皮肤切口，沿腹白线切开腹腔。找到膀胱，将其移出体外，找出两侧输尿管管口，将膀胱上翻，结扎尿道。然后在膀胱顶部血管较少处剪一小口，做一直径约 1.5cm 的荷包缝合，在其中央沿纵向剪一小口，插入膀胱漏斗，把切口周围的缝线拉紧，结扎固定。漏斗口应对着输尿管开口处并紧贴膀胱壁。膀胱漏斗的另一端用导线连接至记滴器。兔及中毒兔均接取尿液 2 ml，备测尿钠、尿肌酐及做尿常规检查。

4. 尿生成影响因素的观察　对照兔做此项观察。

（1）记录正常动脉血压及每分钟尿滴数。

（2）经耳缘静脉注射 37 ℃ 的生理盐水 20 ml，然后观察注射生理盐水前后动脉血压及尿量的变化，并做尿糖定性试验。

（3）待尿量恢复正常后，耳缘静脉注射 20 % 葡萄糖溶液 5 ml，观察同前，再做尿糖定性试验。

（4）耳缘静脉注射 1：10 000 去甲肾上腺素 0.3 ~ 0.5 ml，观察动脉血压及尿量的变化。

（5）用中等强度的电刺激迷走神经外周端 20 ~ 30s，使血压降至 50mmHg（约 6.67kPa）左右，刺激过程中注意观察血压变化，如血压过低，应减小刺激强度或停止刺激。对比刺激前后尿量和血压的变化及两者之间的对应关系。

（6）待尿量基本稳定后，耳缘静脉注射 1% 速尿（1 ml /kg），观察同前。

（7）耳缘静脉注射垂体后叶素 0.1U，观察尿量及血压的变化并分析原因。

（8）酚红排泄率测定　耳缘静脉注射 0.6% 酚红溶液（1 ml/kg），接着注射 20% 葡萄糖溶液（10～20 ml/kg），收集从开始注射酚红起 15min 的尿液，记录单位时间的尿量。将收集的尿液倒入 500 ml 量筒内，加 10% NaOH 10 ml，用自来水补充至 500 ml 处。混匀后，取出适量放入与比色管口径相同的试管中与标准比色管比较，得出 15 或 30min 内肾脏酚红排泄率。

5. 治疗实验　中毒实验兔做此项实验。

在 1～3 项做完后给中毒兔耳缘静脉注射 1% 速尿（1 ml /kg），观察给药后 5min 和 30min 尿量，测定给药后家兔的尿钠、尿肌酐、尿常规。若治疗效果明显，复采血 3～5 ml，测定血钠、血肌酐并与开始时做对照。

6. 肾形态学观察　实验最后，将家兔一并处死纵向剖开肾脏（放血或气栓），取出双侧肾脏称重，比较两组兔肾脏外形。髓质条纹、色泽等，肉眼可见中毒兔肾脏肿大、皮质缺血，观察两兔皮质、髓质淤血等改变。

五、注意事项

1. 实验过程中需多次进行静脉注射，应注意保护耳缘静脉，故先进行的注射应从耳尖部的静脉开始，以后的注射则可逐步利用耳根部的静脉。手术的创口不宜过大，防止动物的体温下降而影响实验。

2. 要重视实验对照，在尿量基本稳定的基础上才可进行实验观察，以排除其他因素对实验结果的影响。

3. 输尿管手术的难度较大，应注意防止导管被血凝快堵塞，或被扭曲而阻断尿液的流通。

4. 检测过程中，所加样品、试剂量要准确，而且煮沸、冷却时间应严格掌握，否则颜色反应消退会影响比色结果。

附注

1. 尿糖定性实验　试管内加斑氏试剂 1 ml，再加尿液 2 滴，在酒精灯上加热煮沸。加热时，应注意振荡试验，防止试液煮沸时溢出管外。冷却后观察尿液和沉淀的颜色。如溶液的颜色由绿色转变成黄色或砖红色，表示尿糖试验阳性。

2. 尿钠测定　比浊法：用测量仪器 721 分光光度计，测量尿液中 Na^+ 含量。

步骤：取尿液 0.5 ml 加入无水乙醇 1.5 ml 后用力振摇，置离心机离心（转速为 1500～2000 转/分）10 分钟，待尿中蛋白等沉淀后，取其上清液（已无蛋白沉淀物）按表 3-11 法操作。

表 3-11 尿钠测定的操作方法

	尿上清液 （ml）	钠标准液 （1ml = 0.15mg）	蒸馏水 （ml）	2%焦性锑酸钾 （ml）
标准管		0.5		5
空白管			0.5	5
测定管（药前30分）	0.5			
测定管（药后30分）	0.5			

上述操作完毕后，摇匀即进行比色，用 721 型分光光度计在 520nm 波长下比色，用空白管调 100% 透光度，然后测出测定管和标准管内光密度，以下列公式算出尿里的钠量。

$$\frac{测定液光密度}{标准液光密度} \times \frac{0.075}{0.125} = 钠浓度（mg/ml）$$

钠浓度 mg/ml × 30 分钟尿量（ml）= 总尿钠量（mg）

【注】0.75 表示标准液里实际含钠量的毫克数（1ml = 0.15mg，0.5ml = 0.075 的钠）。

0.125 则表示测定液里实际含尿量（0.5ml 尿加无水乙醇 1.5ml 稀释至 2ml，比色时仅取 0.5ml 稀释液，故实际为 0.125ml）

【比浊原理】

用无水乙醇沉淀尿中蛋白，得出无蛋白尿液，与焦性锑酸钾反应生成焦性锑酸钠沉淀，与标准管的浊度比较，求出尿钠含量，化学反应式如下：

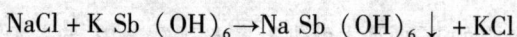

$NaCl + K\,Sb\,(OH)_6 \rightarrow Na\,Sb\,(OH)_6 \downarrow + KCl$

【比浊时注意事项】

1. 加入无水乙醇应用力摇匀，以便蛋白沉淀颗粒均匀，易于沉出。

2. 标准液经常配制，操作前应将标准液从冰箱取出，达室温后再用。

3. 操作完立即比色，各组采用自己的标准管和空白管。

【试剂】

1. 无水乙醇。

2. 2%焦性锑酸钾溶液：称取一级或二级试剂的焦性锑酸钾 10g 溶于沸水（蒸馏水）500ml，再煮沸 3~5min，用流水冷却，加 10% 二级或三级试剂的氢氧化钾 15ml，过滤后保存于塑料瓶或用涂有石蜡的棕色玻璃瓶中备用。

3. 钠的标准液（1ml = 0.15mg 钠）：取分析纯氯化钠置于 110~120℃烘箱内 15 分钟以上，使其干燥，再称此干燥之氯化钠 0.3815g，用水 50ml 溶解，再以无水乙醇加至 1000ml 并充分混合。

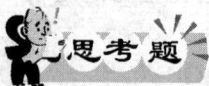

思考题

1. 急性肾衰的发生机制？

2. 急性肾衰的治疗措施有哪些？

（王　萍）

实验十二 硫酸镁过量中毒及解救

一、实验目的

观察硫酸镁急性中毒时的表现及钙盐的解救效应，并理解其临床意义。

二、实验原理

静注较大剂量的硫酸镁可阻断外周神经－肌肉的传导，使骨骼肌松弛、肌肉瘫痪、呼吸抑制，其作用机制是减少了运动神经末梢乙酰胆碱的释放。神经末梢乙酰胆碱的释放需要钙离子，镁离子与钙离子有相互竞争性拮抗作用，硫酸镁可作为抗惊厥药使用，过量中毒时可用钙剂解救，以促进乙酰胆碱释放而恢复肌肉收缩功能。

三、实验材料

1. **实验器材** 台式磅秤，5ml 及 10ml 注射器各 1 支（附小儿头皮针）、干棉球、酒精棉球。
2. **实验药品** 12.5% 硫酸镁溶液，5% 氯化钙溶液。
3. **实验对象** 家兔 1 只（2＋0.5kg）。

四、实验方法

1. 取家兔 1 只，称重，拨耳缘静脉注射部位被毛，观察正常活动，姿势，肌张力与呼吸频率。
2. 耳静脉缓慢注射 12.5% 硫酸镁溶液 2ml/kg，观察上述指标有何变化。
3. 当家兔肌肉松弛，低头卧倒和呼吸抑制时，立即静脉注射 5% 氯化钙溶液 2～4ml/kg，直到家兔起立为止。

五、实验结果

将所观察的实验结果填入表 3－12。

表 3－12 硫酸镁过量中毒的解救

	硫酸镁		注射氯化钙后
	给药前	给药后	
家兔反应			

六、注意事项

1. 实验前必须充分显露耳缘静脉。

2. 硫酸镁注射速度要缓慢，边注射边观察，静注前要抽好氯化钙溶液，以备急用。

3. 家兔正常呼吸频率 38 ~ 60 次/min。严重呼吸抑制时可进行人工呼吸。

4. 本实验硫酸镁的剂量较大，中毒反应发生快而严重，解救一定要及时。

5. 静脉推注钙剂一定要慢，否则会引起心脏停博。（抢救后可能再次出现麻痹，应再次给予钙盐）。

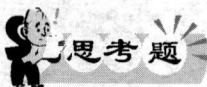 思考题

1. 注射硫酸镁过量引起中毒时，主要有哪些中毒症状？应如何解救？

2. 临床注射硫酸镁时应注意哪些问题？镁盐急性中毒致死的主要原因是什么？

（王雁梅）

实验十三　糖皮质激素的抗炎作用

一、实验目的

1. 观察地塞米松的抗炎症性渗出作用。
2. 学习炎症模型的制备方法。

二、实验原理

糖皮质激素具有强大的非特异性抗炎作用，对各种原因引起的炎症以及炎症的各期均有抑制作用。二甲苯为一致炎物质，将其涂于耳部，能引起局部细胞损伤，促进组胺、缓激肽等致炎物质释放，造成耳部急性炎性水肿。由于毛细血管通透性增加，致使伊文氏兰渗出增加，耳部呈蓝色。根据耳廓颜色的不同，可以判断药物的抗炎作用。

三、实验材料

1. **实验器材**　天平 1 套、1ml 注射器 2 个，滴管，钟罩或大烧杯 2 个，9mm 的打孔器 1 个。
2. **实验药品**　二甲苯，0.5% 醋酸地塞米松溶液，1% 伊文氏兰溶液，生理盐水。
3. **实验对象**　小白鼠 2 只。

四、实验方法

（一）地塞米松对小鼠毛细血管通透性的影响

1. 取小鼠 2 只，称重并标记，分为甲鼠和乙鼠。
2. 甲鼠腹腔注射 0.5% 醋酸地塞米松溶液 0.1ml/10g，乙鼠腹腔注射等容量的生理盐水。
3. 20min 后，两鼠均腹腔注射伊文氏兰溶液 0.1ml/10g。
4. 10min 后，在小鼠左耳上各滴二甲苯 1 滴，观察并比较两鼠耳廓颜色的不同，记录耳廓蓝染的出现时间及蓝染程度。

（二）地塞米松对小鼠耳肿胀的作用

1. 取体重 25 ~ 30g 雄性小鼠 2 只，称重、标号。
2. 每只小鼠用 0.1ml 二甲苯涂擦右耳前后两面皮肤，30min 后，1 号鼠腹腔注射 0.5% 地塞米松溶液（0.1ml/10g），2 号鼠腹腔注射等量生理盐水溶液。
3. 2h 后将小鼠脱颈椎处死，沿耳廓基线剪下两耳，用打孔器分别在两耳同一部位打下圆耳片，分别称重、记录。同一鼠的右耳片重量减去左耳片重量，即为右耳肿胀程度。

五、实验结果

将所观察的实验结果填入表 3 – 13 或表 3 – 14。

表 3 – 13　地塞米松对小鼠耳毛细血管通透性的影响

组别	耳廓蓝染程度	
	出现时间（min）	深度及肿胀情况
地塞米松		
生理盐水		

表 3 – 14　地塞米松对小鼠耳肿胀的作用

鼠号	体重（g）	药物和用量（ml）	耳片重量（mg）		耳廓蓝染及肿胀程度	
			左	右	出现时间（min）	深度及肿胀情况
1						
2						

六、注意事项

1. 2 只小鼠性别体重相近。
2. 观察耳廓颜色时，光源的强度及照射角度务求一致，以免影响实验结果。
3. 二甲苯的滴加量应尽量一致。

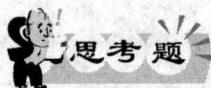

思考题

1. 根据实验结果分析糖皮质激素的抗炎作用机制？
2. 糖皮质激素的药理作用及用途有哪些？
3. 糖皮质激素用于严重感染时治疗方案如何？为什么？

（王雁梅）

实验十四　胰岛素过量反应及其解救

一、实验目的

1. 熟悉胰岛素的降血糖作用。
2. 观察胰岛素过量所致低血糖的表现，学习低血糖反应的解救方法。

二、实验原理

脑组织储存有及少量的糖原，必须不断从血中摄取葡萄糖，以供给脑组织活动所需的能量，因此脑组织对血糖浓度降低极为敏感，一旦血糖过低即可因脑组织缺糖，能量供给不足而导致脑功能失常，严重时出现惊厥与昏迷。胰岛素能够促进全身组织对葡萄糖的摄取和利用，同时减少血糖的来源，降低血糖，过量则导致低血糖反应。本实验的目的是观察胰岛素过量引起的低血糖反应及葡萄糖的解救作用。

三、实验材料

1. **实验器材**　恒温器，有孔玻板，天平 1 套、1ml 注射器 2 个，钟罩或大烧杯 2 个。
2. **实验药品**　5U/ml 胰岛素溶液，25% 葡萄糖溶液。
3. **实验对象**　小白鼠 2 只。

四、实验方法

1. 将恒温器调节至 37~38℃。
2. 取禁食（不禁水）12~20h 的小鼠 2 只，称重标记，分为甲鼠和乙鼠。
3. 腹腔注射胰岛素 5U/ml 胰岛素 0.2ml/10g，然后将两鼠均置于恒温器内，盖以有孔玻板，观察其活动情况。
4. 当小鼠发生惊厥时，迅速取出小鼠，取预先备好的 25% 葡萄糖溶液 0.5~1.0ml，立即给甲鼠腹腔注射，乙鼠注射等容量的生理盐水。
5. 观察两鼠症状有何变化。

五、实验结果

将所观察的实验结果填入表 3–15。

表 3 – 15　胰岛素过量反应及其解救

鼠号	体重（g）	用胰岛素后的反应		惊厥发生时间	甲鼠用葡萄糖、乙鼠用生理盐水后的反应			
		呼吸	肌张力		呼吸	肌张力	呼吸	肌张力
甲								
乙								

六、注意事项

在小鼠出现惊厥时也可立即静脉注射葡萄糖，解救效果更快。

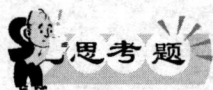

思考题

1. 分析各项实验结果的产生机制。
2. 为什么胰岛素会引起低血糖反应？
3. 怎样防治胰岛素引起的低血糖反应？

（王雁梅）

实验十五　有机磷酸酯类药物中毒与解救

一、实验目的

1. 观察有机磷酸酯类农药的毒性作用及其中毒症状。
2. 观察阿托品和碘解磷定（PAM）或氯解磷定的解毒作用。比较两药解毒作用的特点，并分析其原理、联系其临床应用。

二、实验原理

有机磷酸酯类为难逆性抗胆碱酯酶药，进入机体后，能与胆碱酯酶结合并使之失活，不能及时水解 Ach，使 Ach 在体内大量堆积，从而激动 M 受体、N 受体并作用于中枢神经系统，产生 M 样、N 样及中枢神经系统症状。阿托品为 M 受体阻断药，可迅速解除有机磷酸酯类中毒后的 M 样症状及部分中枢神经系统症状，但它不能使胆碱酯酶复活，对 N_2 样症状（肌束颤动）无效。解磷定为胆碱酯酶复活药，可恢复胆碱酯酶的活性并显著改善 N_2 样症状。此外，胆碱酯酶复活物也能直接与体内游离的有机磷酸酯类结合，形成无毒的复合物排出体外。二者合用可产生对症和对因的双重解毒作用，提高解救效果。

方法一　家兔法

一、实验材料

1. 实验器材　兔台秤或电子秤 1 台、5ml 注射器 2 支、10ml 注射器 1 支，头皮针 1 个、量瞳尺 1 把、兔固定箱 1 个、滤纸 1 张、酒精棉球、干棉球、静脉夹 1 个。
2. 实验药品　5% 敌百虫溶液，0.1% 硫酸阿托品溶液，2.5% 氯（碘）解磷定溶液。
3. 实验对象　家兔（2.5±0.5）kg 2 只。

二、实验方法

1. 取家兔 2 只，称重、标记。观察并记录活动情况、呼吸频率和振幅、心率、瞳孔大小（mm）、唾液分泌、大小便、肌张力及有无肌震颤。
2. 两兔均肌内注射 5% 敌百虫 3ml/kg，密切观察各项指标（一般在给药后 20～30min 出现症状）变化，并记录各项指标。
3. 待中毒症状明显（瞳孔缩小、呼吸困难、唾液外流、骨骼肌震颤等）时，甲兔耳缘静脉注射 0.1% 硫酸阿托品 1ml/kg，乙兔耳缘静脉注射 2.5% 氯解磷定 4ml/kg，密切观察并比较两兔解救效果，并记录之。比较阿托品和解磷定对有机磷酸酯类农药中毒解救效果有何不同？

4. 甲兔再由耳静脉注射 2.5% 氯解磷定溶液 2ml/kg，乙兔再由耳静脉注射 0.1% 硫酸阿托品溶液 1ml/kg。观察中毒症状是否完全解除？

三、实验结果

将所观察的实验结果填入表 3 - 16。

表 3 - 16　甲兔有机磷农药中毒症状及解救观察指标

兔号	体重（kg）	观察阶段	一般情况						
			呼吸（次/分）	心率（次/分）	瞳孔（mm）	唾液	大小便	肌张力	肌震颤
甲		用敌百虫前							
		用敌百虫后							
		用阿托品后							
		用解磷定后							
乙		用敌百虫前							
		用敌百虫后							
		用阿托品后							
		用解磷定后							

四、注意事项

1. 注入敌百虫时，应将硫酸阿托品溶液及碘解磷定溶液预先抽好。

2. 阿托品可快速注入，但碘解磷定注射要慢。以免药物本身的毒性（呼吸抑制、心动过速）引起死亡。

3. 如敌百虫溶液污染皮肤，应即用自来水冲洗，但切不可用碱性物（如肥皂），否则可转化成毒性更强的敌敌畏。

4. 测量瞳孔时注意光线强弱对瞳孔的影响，尽量使实验前后光源一致。

方法二　小鼠法

一、实验材料

1. **实验器材**　小动物电子天平，5 号针头，量瞳尺，50ml 烧杯，注射器。

2. **实验药品**　2.5% 敌百虫溶液，0.05% 阿托品溶液，2.5% 碘解磷定溶液，生理盐水。

3. **实验对象**　小白鼠。

二、实验方法

1. 取禁食 12 h 的小白鼠 4 只，称重标记，观察并记录下列指标：一般活动、瞳孔大小、唾液分泌、呼吸频率、大小便、肌张力及有无肌震颤等。

2. 给药　各鼠均以 2.5% 敌百虫溶液 0.08 ml/10 g 腹腔注射，观察各鼠的表现，并记录之。

3. 解救与观察比较　待中毒症状明显时 1 号鼠腹腔注射 0.05% 阿托品溶液 0.08 ml/10 g，2 号鼠腹腔注射 2.5% 碘解磷定 0.08 ml/10g，3 号鼠腹腔注射 0.05% 阿托品溶液及 2.5% 碘解磷定溶液各 0.08 ml/10g，4 号鼠腹腔注射生理盐水 0.08 ml/10 g，观察给药后上述指标的变化情况。将结果记录于下表中。4 只小鼠反应有何不同？为什么？

三、实验结果

将所观察的实验结果填入表 3 – 17 和 3 – 18。

表 3 – 17　有机磷酸酯类农药中毒的表现

鼠号	体重（g）	给药前							给 2.5% 敌百虫溶液 0.08 ml/10 g 后						
		活动	呼吸	瞳孔	唾液	大小便	肌张力	肌震颤	活动	呼吸	瞳孔	唾液	大小便	肌张力	肌震颤
1															
2															
3															
4															

表 3 – 18　不同药物对有机磷酸酯类农药中毒的解救效果

鼠号	体重（g）	药物及剂量（ml）	给解救药后						
			活动	呼吸	瞳孔	唾液	大小便	肌张力	肌震颤
1		0.05% 阿托品溶液							
2		2.5% 碘解磷定							
3		0.05% 阿托品溶液 + 2.5% 碘解磷定							
4		生理盐水							

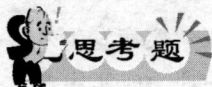

思考题

1. 家兔有机磷酸酯类中毒时有何症状？为什么？
2. 阿托品和碘解磷定的解毒机制各是什么？
3. 有机磷农药中毒解毒时为什么先注射阿托品，后注射碘解磷定？

（王雁梅）

第四章 实验设计的基本方法

一、实验设计的目的

实验设计 (experimental design) 是科学研究的一个组成部分。在整个科研过程中，一般是根据对事物的认识提出某一问题，经过文献查阅归纳前人的成就和看法，进行逻辑推理，从而形成一种有科学依据的设想和假设。在此基础上设计用以证明该设想的技术路线，并选择合适的实验方法，安排实验步骤、然后进行实验观察和累积资料。经过数据处理和统计分析，最后得出结论来验证当初的设想和假说。

实验设计是否严密，直接关系到实验结果的准确性和结论的可靠性。良好的实验设计是由比较经济的人力、物力和时间，获得较为可靠的结果。使误差减至最低限度。还可使多种处理因素包括在很少的几个实验中，达到高效的目的。不重视实验设计和设计不周密，可因获得的数据不完全或不可靠而使实验失败；也可能是大量浪费人力而事倍功半。

进行新课题的研究或初做科学实验者，很难一开始就做出周密的设计。因此需要做预备试验。预试验是根据原始假说做初步探索，也是对原始假说做非正式验证。同时也是对初步确定采取的实验方法和操作步骤进行演习。预备试验结果对原始假说，实验方法和技术操作做必要的修改，为正式实验设计做好准备。

二、实验设计题目的选择

选题的好坏决定该研究工作的价值和实验的成功率。选题好坏的标准主要有下列几方面。

1. 创新性 科学研究为创新性工作，仅仅重复别人的实验不是科研，所以研究的问题必须是别人没有研究过的，或虽有人研究过但还不能做结论的问题。因此必须检索国内外有关的文献和科研新资料，以保证课题的新颖。

2. 科学性 研究的问题必须有一个设想，再设计实验去证明设想是否正确，设想不是凭空瞎想，而应有一定科学依据，也就是要有科学性。

3. 目的性 医学研究的目的是为了阐明生理现象、病理变化、探索疾病发生发展的规律和机制、探索疾病防治方法、药物的作用机制等，具有一定的理论或实用意义的科学研究才有研究的价值。但是必须具备进行该课题研究所需的实验条件，再好的课题如果不具备研究条件也无法进行研究。

三、实验设计的几个基本问题

1. 实验设计的三大原则 实验设计的三大原则是指对照、随机和重复。原由 Fisher 提出，现被普遍接受。

（1）对照（control） 一般来说，实验都应有实验组（处理组）和对照组，对照组与实验组具有同等重要的意义。这是因为在实验中很难避免非实验因素的干扰而造成误差。用对照组的方法能比较有效地消除各种非实验因素的干扰所造成的误差。

对照可分为：①同体对照：即同一动物实验前后（或施加特定影响的前后）获得的结果及数据作对照。这种对照可以最大限度地减少抽样误差；②异体对照：在动物实验中，一般是选用体重相近，性别相同者进行配对或分组；③空白对照：指不给任何处理的对照。但在大多数情况下，都必须给对照组一个与实验组条件相同但不加特定影响的处理；④资料对照：即以文献资料或历史的、他地的、他人的资料作为对照。但由于时间、地点和条件不同，差异相当大，动物实验一般不采用。

（2）随机化（randomization）　随机就是指被研究的样本是总体中任意抽取的，即在抽取时要使每一样本有同等机会被抽取，随机抽样是缩小抽样误差的基本方法。

在实验中，对照组与实验组除某种特定处理因素不同外，其他非特定因素最好是完全一样或基本一致和均衡，达到基本一致和均衡主要通过随机抽样来完成。

随机抽样方法有多种，如抽签法、模球法。也可查随机数字来确定，详细方法请参考有关书刊。

（3）重复（replication）　每一实验应有足够的例数和重复数。样本所含的数目越大或重复的次数越多，则越能反映机遇变异的客观真实情况，因此重复可反映实验结果的可靠性，但是样本例数很多或实验重复次数很大，非但在实验上有一定困难而且也是不必要的，实验设计就是要使样本的重复次数减少到不影响实验结果的最小限度。

实验结果的重现率至少要超过95%，这样做出假阳性的错误判断的可能性小于5%（$P < 0.05$）。如果一定数量的样本就能获得 $P < 0.05$ 水平的实验，当然要比过量样本获得 $P < 0.05$ 的实验更可取。决定样本的例数取决于：①处理效果大小，效果越明显所需重复数越小；②实验误差，误差越小所需样本数减少；③抽样误差，样本的个体差越小，反映越一致，所需样本数就小；④资料性质，计数资料样本数要多些，计量资料则相应减少。

2. 实验对象的选择　在基础医学研究中，实验对象包括动物、离体脏器或游离肢体、分离而得的活细胞成分、在实验室中已长期培养的细胞或细菌。生理科学实验课程中的实验的对象以实验动物为主。实验动物选择合适与否与实验成败及误差大小有很大关系。其选择要点是：

（1）动物种类尽量选择接近于人类而又经济的动物。

（2）根据实验要求进行品种和纯度的选择，在有些实验中，需用纯种（近交系）动物。

（3）动物的营养状况和状态良好。

（4）最好选用年龄一致或接近的动物，体重一致或相近的动物。

（5）动物的性别最好相同，如对性别要求不高的实验可雌雄混用，分组时应雌雄搭配开。与性别有关者，只能用某一性别的动物。

3. 观察指标的选择　指标是在实验观察中用来指示（反映）研究对象中某些特征（如对药物的效应）的可被研究者或仪器感知的一种现象标志，也就是说，医学实验指标是反应试验对象所发生的生理现象或病理现象的标志，指标可分为计数指标和计量指标，或主观指标和客观指标等等。

所定的指标，至少要符合下述基本条件：

（1）特异性　指标应特异地反映所观察的事物（现象）的本质，即指标特异地反映某一特定的现象，不至于与其他现象的混淆。如高血压中的血压尤其是舒张压就可作为高血压病的特异指标。

（2）客观性　最好选用可具体数值或图形表达的指标（如脑电图、心电图、血压和呼吸描记、化验检查等等）。因为主观指标（如肝脾触诊、目力比色等）易受主观性因素的影响而造成较大的误差。

（3）重现性　一般来说，客观性指标在相同条件下可以重现，重现性高的指标一般意味着无偏性或偏性小，误差小，从而较正确的反映实际情况。重现性小可能与仪器稳定性、操作误差，受试动物的功能状态和实验环境条件影响有关。若非这些因素影响而重现性小的指标不宜采用。

（4）灵敏性　指标测量的技术方法或仪器灵敏是极其重要的。方法不灵敏，该测出的变化测不出来，就会得出"假阴性结果"，仪器不精密，所获阴性数值不真实。目前常用的分光光度计，放射免疫法等，因为灵敏度较高常被采用。

（5）技术和设备的可能性　尽量选用即灵敏客观，又切合本单位和研究者技术和设备实际的指标。

（6）指标选定必须有依据　现成（定型）指标，必须有文献依据，自己创立的指标必须经过专门的实验鉴定。

4. 指标观察和记录　观察和记录在科学实验活动中，占有十分重要的地位，为了正确地观察和记录，实验记录时要严谨、细致、实事求是，力戒主观偏性。

要重视原始记录、在实验设计中应预先规定或设计好原始记录方式。原始记录要及时、完整、正确和整洁，严禁撕页或涂改。

原始记录不管是什么记录方式都必须写明实验题目、实验对象、实验方法、实验条件、实验者、实验日期、记录好观察测量的结果和数据。规定填写的项目要及时、完整、正确地填写好。图形、图片一定要整理保存。

研究者不仅要设法取得原始资料或数据。而且要应用数理统计学原理和方法来处理数据和对数据进行分析判断。

（1）首先必须把实验中的原始资料或数据完整地收集起来，经过归纳、整理使之系统化、标准化。

（2）其次进行统计指标的计算，算出各组数据的均值或百分数（率或比）。如是计数指标，一般用百分数表示之；若为计量指标，则计算出均值，最好还标明均数的标准差，进而标明百分数或均数的标准误。

（3）最后进行统计学的显著性测验，测量均值或百分数对估计总体的可能程度；比较两组以上统计数值之差异是否显著，以此推论事物的一般规律，或否定原先假说或使上升为结论或理论。

5. 填写实验设计书

研究题目：

理论依据及研究现状：

研究内容：

研究方法：

实验对象：　　性别：　　规格：　　数量：

实验组与对照组的处理：

观察指标：

实验步骤：

仪器与药品：

预期实验结果：

设计人：

四、实验设计的初步练习

高等医学院校学生应初步具有对生理过程或疾病进行实验研究的能力。学生自行设计生理学科实验是根据已掌握的理论知识和技能，经过逻辑推理，拟出在课程时间范围内的实际条件允许下主要以动物为对象的实验方法，来验证某一问题，以培养初步掌握实验设计原则，以提高教学质量。

实验设计中需要注意的问题设计是严密直接关系到实验结果的准确和结论的可靠性。不重视实验设计或试验设计不周密都会使实验结果资料紊乱或残缺不全，得出错误结论，导致实验失败。对学生自己设计实验除了参考前面试验设计的一些原则和方法外，必须注意以下几点：

1. 目的明确　通过实验需要解决的问题必须明确。题目简练，内容不宜大不宜杂。一个实验解决一个问题或 $1 \sim 2$ 个问题。

2. 科学性强　试验设计要有充分的理论根据。包括前人已有的成就，已经指出的问题或得出的结论。

3. 指标明确可靠　易观察、易客观记录、重复性好，得出的结果和结论能说明问题。

4. 切实可行　实验对象是易得的常用小实验动物（兔、大鼠、小鼠、蛙或蟾蜍等）。实验器材、药品试剂等宜简易价廉。实验一般控制在 $4 \sim 5$ 小时内完成。

实验分组和对照 动物实验是一种特定的处理（急性失血、缺氧）作用于动物后观察某种或某些反应（如血压、呼吸的变化）以确定处理与反应间的因果关系。若处理的强度、处理持续时间不同，或用同一方法处理不同的对象（动物的种属、性别、年龄不同），则将实验分设若干组，每组有一定数量的动物。除实验组外，必须设立对照组，在实验中有非特定因素如抓捉、体位、手术暴露、温度及其它种种因素的影响。为使这些非特定因素的影响减少最低限度设立对照组，对照可在自体身上也可在异体动物身上进行，注意事项可参阅实验设计和统计分析简介。

附 3　实验设计项目

1. 有机磷农药中毒及解救。
2. 药物的标签丢失后药物的鉴别。
3. 神经体液因素和药物对动脉血压的影响及其机制探讨。
4. 缺血性休克及抗休克药的治疗。

5. 药物的镇痛作用。

6. 缺氧及药物的抗缺氧作用。

7. 影响尿液生成的因素或急性肾缺血对肾泌尿功能的影响。

8. 氯丙嗪对体温的影响。

9. 心肌缺血模型的制备及再灌注。

10. 药物的抗炎作用。

（康红钰　刘春杰）

第五章　病案分析

病案讨论的目的是将学过的机能学知识与解决实际问题结合起来，从而加深对知识的理解，并为今后临床合理用药奠定基础。本章通过对以下 26 个典型病例的深入讨论，加深对常见的病理生理过程发生、发展、转归的认识，熟悉常用的治疗措施，强化对所学知识的掌握。所用病例均来自临床实际病例摘要，讨论时应根据病例中的症状和诊断，结合理论知识提出合理的用药方案，或者对其中用药不当之处提出意见。关于诊断的有关问题，不属于讨论的内容。

病例 1

【现病史】

患者，男，40 岁，林区木材厂工人。某日下午 4 时左右，工作中（锯木）被一木棒击中腹部，倒卧在地。被人扶起后称肚子疼。下午 6 时左右，呕吐清水样物少许，且腹痛加剧，当地卫生所曾予"跌打丸、止痛片"等口服，疗效不佳。因夜间交通不便，次日晨到县医院求治。经 X 光透视检查发现：膈下有"游离气体"，紧急处理后转院治疗（伤后 29 小时）。病后小便 2 次，色深，每次量约 200 ml。

【体格检查】

体温 38.1℃，脉搏 120 次/分，呼吸 20 次/分，血压 60/36 mmHg，急性痛苦病容，额部有汗，四肢湿冷，神志曚眬，全身皮肤及浅表淋巴结未发现异常，角膜反射及瞳孔对光反射存在，颈胸无异常，心率 120 次/分，各瓣膜区未闻及病理性杂音。肺呼吸音清晰，腹部平坦，腹部肌肉紧张（呈板状腹），全腹均为压痛及反跳痛，肝脾触诊不满意，肝浊音界消失，肠鸣音消失，脊柱四肢及神经反射未查。

【实验室检查】

1. 尿常规　尿黄、透明、酸性，蛋白微量。
2. 血常规　白细胞总数 13 000（13×10^9/L），中性粒细胞 82%。入院后下腹穿刺 1 次，抽出淡褐色混浊液体 5ml，有粪臭味。

【入院后诊断】略。

入院后迅速组织抢救，输液后血压一度回升到 110/70mmHg，尽快完成术前准备工作，入院后 2h 硬膜外麻醉下行剖腹探查术，切开腹膜时有淡黄色黏稠液体及气体外流。探查肠管，距回盲部 6cm 处之回肠上有一直径 2cm 的穿孔一处。肠线缝合穿孔后探查腹腔，全部肠管充血、水肿，肠壁变厚，大量脓苔被覆各段肠管浆膜面，用灭菌生理盐水彻底冲洗腹腔后，放引流条，依次关腹。当缝及腹膜时，病人出现潮式呼吸，血压测不到，神志不清，呕吐，继而呼吸、心跳停止，抢救无效死亡（距受伤时间约 36h）。入院后共输液 4060ml。

【问题】

1. 患者受伤后的处理有无失误？该患者能否免于死亡？

2. 患者入院时是否发生休克？属于哪一期？诊断依据为何？

3. 对于休克病人如何观察病情变化？

病例 2

张，男，68 岁，农民。因手外伤 10 天，发热、咳嗽、胸痛 4 天，于 1997 年 2 月入院。10 天前，患者在田间劳动时，不慎将手划伤，之后伤口部位红肿，经治疗后伤口愈合。4 天前患者发热，体温约 39℃，持续性畏寒、胸痛，咳嗽时明显，有脓痰，精神差，能回答提问，但嗜睡，反应慢，食欲下降，尿量明显减少，全天为 350ml。

查体：T：39℃，P：100 次/min，R：25 次/min，BP：10/6 kPa

神志清楚，反应差，嗜睡，皮肤苍白，湿润。双侧腋下可扪及数个 2×2 cm 大小的淋巴结，压痛，光滑，与周围无粘连。头颅五官无畸形，呼吸动度减小，叩诊为清音，双肺底可闻及细湿啰音。100 次/min，律齐，各瓣膜未闻及病理性杂音。腹平软，肝脾未扪及，无压痛、反跳痛。脊柱四肢无畸形，四肢湿冷。神经系统（－）。

辅助检查：血常规：WBC 20×10^9/L，Hb 10g/L，中性 90%，淋巴 10%，胸 X 光片：双肺纹理增粗，增多，可见斑块状模糊致密影，密度不等。

血培养：葡萄球菌生长。

初步诊断：1. 大叶性肺炎；2. 败血症；3. 感染性休克。

（1）拟出治疗原则。

（2）根据治疗原则提出用药方案。

（3）分析用药的依据。

病例 3

某男，38 岁。患者每年 11～12 月间反复发作气急、咳痰、喘息、胸闷，并经常打喷嚏。自昨日经过一建筑工地后，病人突感胸闷、气促，回家后即出现喘息，夜间不能平卧，自服氨茶碱 2 片，未见效，遂来院就诊。体检：急性病容，呼吸急促，口唇略发绀，胸部饱满，叩诊呈过度清音，听诊两肺布满哮鸣音，心脏无异常。诊断：支气管哮喘。

对该病人应如何选药？说明用药原理及注意事项。

病例 4

患者，女，52 岁。发热、腹痛、腹泻、黏冻便 3 天。患者于入院前 3 天有脐周腹痛，以后伴腹泻，初为稀便，次日发热，体温 39℃，腹泻次数增至 20 次左右/天，每次量很少，主要为黏冻，伴有明显里急后重现象。

体格检查：体温 40℃，脉搏 120 次/min，血压 8.0/6.6kPa（60/150 mmHg），呼吸 30 次/min，呈脱水面容，四肢厥冷，心肺无特殊，脐下及左下腹有压痛。神经系统检查正常。

实验室检查：血常规 WBC 15×10^9/L，N 0.83，L 0.14，M 0.01，E 0.02。

（1）该患者脱水类型及治疗原则。

（2）该患者可能会有哪些电解质紊乱？

病例 5

患者，女，22 岁，因结核性腹膜炎和肠梗阻住院手术。手术后禁食，并连续胃肠减压 7 天，共抽吸液体 2200ml，平均每天静脉输注 5% 葡萄糖液 2500ml，尿量 2000ml。手术 2 周后，病人精神不振、面无表情，全身乏力，嗜睡，食欲减退，两下肢软瘫，两上肢反射活动不便。体检：脉搏 86 次/分，呼吸 16 次/分，血压 12.8/8.26kPa（90/65 mmHg）。四肢张力减退，两膝反射消失。实验室检查：血清钾 1.7mmol/L。血浆 HCO_3^- 28mmol/L，尿酸性。心电图显示窦性心律，各导联 T 波低平，V_3、V_5 有 U 波。立即开始每日给氯化钾加入 5% 葡萄糖液滴注，4 天后血钾升至 4.6mmol/L，一般情况好转，食欲增进. 面带笑容，四肢活动自如. 膝反射恢复，心电图正常。

（1）该病人为什么会出现上述明显的神经肌肉症状和心电图改变？试从发生原因和机制两方面分析。

（2）该病人的血浆 HCO_3^- 升高，而尿却呈酸性，是否是检验结果不正确？简述其理由。

（3）给病人补钾 4 天后，病情有所好转，为什么需要这么长时间？给病人直接静脉推注氯化钾溶液，血清钾可以很快提高，能不能这样补钾？为什么？

病例 6

患者，男，19 岁，在一次拖拉机事故中，右腿发生严重挤压伤。体检：脉搏 150 次/min，呼吸 25 次/min，血压 8.7/5.3kPa（65/40 mmHg）。被挤压的腿自腹股沟以下冰冷，发绀，肿胀。30 ~ 60 min 后，由于输液病人血流动力学指标得到一定改善。从临床上看，右腿的循环似乎是好的。但是，尽管输液，给予甘露醇等措施后，使血压恢复到 14.7/10.0kPa（110/75 mmHg），病人仍然无尿，血 K^+ 从 5.0mmol/L 升至 8.6mmol/L。决定切除患肢，静脉滴注胰岛素及葡萄糖，使血 K^+ 暂时下降。应用葡萄糖酸钙后高血钾对心脏影响也减轻。受伤 24 小时，病人排出 200ml 咖啡色尿，在以后 22 天中，病人一直无尿，腹膜透析持续到控制血 K^+。病人最后因合并腹膜炎于入院后第 41 天死亡。

（1）该病人在血压恢复前后的无尿，就其性质而言是否是一回事？简述其各自发生机制。

（2）病人血 K^+ 为何会升高？简述其发生机制。

（3）静脉滴注胰岛素后为什么能促进病人血 K^+ 下降？简述其机制。

病例 7

某男，35 岁。患者间歇性上腹隐痛 3 年，疼痛多在餐后 3 ~ 4h 出现，夜间或饥饿时疼痛更甚，进食后可减轻。近 2 周腹痛加重，并出现呕吐，吐出未消化食物，无胆汁及血液。体检：精神不振，消瘦，巩膜无黄染，心肺（－），腹软，上腹部有轻度压痛。钡餐透视显示：十二指肠球部有龛影。诊断：十二指肠球部溃疡。

请问对该病人可采用那些药物治疗？

病例 8

患者，男，26 岁，因煤气中毒于 2004 年 10 月 18 日晨 5 时被邻居急送入院。当时体查．血压 18.7/12.8kPa（140/96 mmHg），脉搏 120 次/min，意识不清，时有抽搐，口唇呈樱桃红色，心、肺、肝等检查无异常，9 时行高压氧舱治疗 2 小时，神智逐渐恢复，除右下肢痛感觉迟钝外无不适，入院后病情平稳，住院 5 天，病情逐渐好转后出院。

（1）该病人为何种缺氧？

（2）治疗原则如何？

（3）该病人能不能用低浓度氧疗？

（4）为什么 CO 中毒会引起机体缺氧？

病例 9

患者，男，69 岁，因交通事故被汽车撞伤腹部及髋部 1 小时来诊。入院时神志恍惚，X 片示骨盆线形骨折，腹腔穿刺有血液。血压 8/5.3kPa（60/40 mmHg），脉搏 140 次/分。立即快速输血 600ml，给止痛剂并且行剖腹探查。术中见肝脏破裂，腹腔内积血及血凝块共约 2500ml。术中血压一度降为零。又给以快速补液输血及输全血 1500ml。术中输 5% 碳酸氢钠 700ml。由于病人入院以来始终没有排尿，于是静脉注射速尿 40mg，共 30 次。4 小时后，血压升至 12/8kPa（90/60 mmHg），尿量增多。次日病人稳定，血压逐步恢复正常。

（1）本病例属何种类型休克？简述其发生机制。

（2）在治疗中为何使用碳酸氢钠和速尿？

病例 10

患者，男，21 岁，因咳嗽求治于某乡医院诊断为"急性肺炎"。当时血压为 12.9/8 kPa（94/60 mmHg），立即静脉滴注 5% 葡萄糖溶液，并加入氢化考的松 100mg，去甲肾上腺素 10 mg，每天补液量 1000ml。期间肌注 3 次甲氧胺，每次 20mg，用药后血压回升，不久又下降，尿量每天 250ml，2 天后无好转而转入本院。

入院时体检：精神萎靡，血压 8.0/5.3kPa（60/40 mmHg，心率 126 次/min，脉细弱。立即静脉滴注低分子右旋糖酐 500ml，加入 5% 碳酸氢钠 500ml。另一静脉快速输注平衡盐溶液，并将酚妥拉明 10mg、异丙肾上腺素 1mg 分别加入 5% 葡萄糖溶液中，每天红霉素 1.5g 静脉滴注。以上治疗开始 2 天后，肢端转红，脉搏增强，血压回升到 12/8kpa（90/60 mmHg）。第 1 天，总共输入液体 4.5L，血压恢复到 14.7/8kpa（110/60 mmHg），全天尿量共 800ml。3 天后，症状好转，胸透右下肺纹理增粗，5 天后痊愈出院。

（1）该病例属于何种休克？其发病机制和临床变化如何？

（2）治疗中有何经验与教训？

病例 11

患者，女，35 岁，因发热、呼吸急促、心悸 2 周入院。4 年前病人开始于劳动时自觉心悸气短，近半年来症状加重，同时出现下肢水肿。1 月前，曾在晚间睡梦中惊醒，气喘不止，经急诊抢救好转而回家。近 2 周来，出现怕冷发热、咳嗽，痰中时有血丝，心悸、气短加重。病人于 7、8 岁曾因常患咽喉肿痛而做扁桃体摘除术。16 岁屡有膝关节肿痛史。体检：脉搏 160 次/min，呼吸 32 次/min，血压 14.7/10.7kPa（110/80 mmHg）。重病容，口唇青紫，半卧位，嗜睡。颈静脉怒张。心界向两侧扩大，心尖区可听到明显的收缩期及舒张期杂音，肺动脉第 2 心音亢进。两肺有广泛的湿啰音。腹膨隆，有移动性浊音。肝在肋下 6cm，脾在肋下 3cm。指端呈杵状。下肢明显凹陷性水肿，实验室检查：红细胞 $3.0 \times 10^{12}/L$，白细胞 $18 \times 10^9/L$；中性粒细胞 0.90，淋巴细胞 0.10。痰中找到心力衰竭细胞。尿量每日 300~500 ml。有少量蛋白和红细胞。尿胆原（++），血胆红素 31μmol/L，每日 1.8 mg，凡登白试验呈双阳性反应。血浆非蛋白氮 25mmol/L（35mg/L）。入院后即给予抗生素、洋地黄和利尿剂治疗。于次日夜晚突然出现呼吸困难，病人烦躁不安，从口鼻中涌出泡沫液体，经抢救无效死亡。

(1) 引起心力衰竭的直接原因和诱因是什么？简述其机制。
(2) 该病人先后出现了哪些形式的呼吸困难？最后死亡的原因是什么？
(3) 根据该病人的病情，找出水肿发病机制中的依据。

病例 12

患者，女，25 岁。劳累性心悸、乏力 3 年，间断咯粉红色泡沫痰 1 年，加重 1 周而入院治疗。病人于 3 年前每当走路快或上楼梯时，自觉明显气短，休息后可缓解，未曾诊治，能胜任一般的日常活动。1 年前开始有时睡眠中因气短而憋醒，坐起后症状缓解，间断咯粉红色泡沫痰。1 周前由于"感冒"自觉上述症状加重，夜间睡眠憋醒坐起后，症状不缓解。发病以来无发热，无少尿、水肿。既往史：15 岁时开始经常四肢大关节肿痛。

体格检查：体温 36.5℃，脉搏 110 次/分，呼吸 24 次/分，血压 10.6/6.7kPa（80/50 mmHg）。端坐位，口唇发绀，颈静脉无怒张，双肺底可听到中小水泡音。心脏叩诊心浊音界向左扩大，心率 100 次/分，心律规整，各瓣膜区未听到明显的杂音，心尖部第 1 心音亢进，P_2 亢进伴分裂。肝脾未触及，双下肢无水肿。

(1) 本病例最可能的诊断是什么？病例中哪些表现支持诊断？
(2) 夜间阵发性呼吸困难的发生机制？

病例 13

患者，男，60 岁。因反复咳嗽 25 年，浮肿、尿少月余。"感冒"后症状加重 3 日而住院。体格检查：体温 38℃，脉搏 30 次/min，血压 13.3/9.33kPa（100/70 mmHg）。半卧位，呼吸困难，嗜睡，唇及指甲明显发绀，颈静脉怒张。桶状胸，扣诊呈过清音，呼吸音减弱，呼气延长，两肺可闻及干湿性啰音。剑突下可见收缩期搏动，心浊音界明显缩小，心音遥远，心率 120 次/min，心律规则，$P_2 > A_2$。腹部膨隆，有移动性浊音，肝颈静脉回流征阳性，肝脾触及不满意。足背及骶部凹陷性水肿。实验室检查：红细胞 5.4×10^{12}/L。（540 万/mm³），血红蛋白 160 g/L，白细胞 13.5×10^9/L（13 500/mm³），中性粒细胞 0.82，淋巴细胞 0.18。氧分压 6.67 kPa（50 mmHg），CO_2 分压 10.7（80 mmHg），HCO_3^- 35.8mmol/L，BE 18.2mmol/L，pH 7.36。心电图及 X 线检查示右心肥大征象。

(1) 此慢性支气管炎病人引起血气异常的机制可能有哪些？

(2) 此病人是否存在酸碱平衡紊乱？是哪种类型？

(3) 该病人能否给予吸入高浓度氧？为什么？

病例 14

患者，男，30 岁。3 年前因着凉引起感冒、发热、咽痛，出现眼睑、面部和下肢水肿，两侧腰部酸痛，尿量减少，尿中有蛋白，红细胞及颗粒管型。在某院治疗 2 月余，基本恢复正常。约 1 年前，又发生少尿、颜面和下肢水肿，并有恶心、呕吐和血压升高，仍在该院治疗好转。出院后，血压持续增高，需经常服降压药，偶尔出现腰痛，尿中有蛋白、红细胞和管型。近 1 个月来，全身水肿加重，伴气急，来我院诊治。入院体检：全身凹陷性水肿，慢性病容，体温 37℃，脉搏 92 次/分，血压 20/13.3kPa（150/100 mmHg）。心浊音界稍向左下扩大，肝在肋缘下 1 cm。实验室检查：24 小时尿量 450 ml，比重 1.010～1.012，尿蛋白（＋）。血液检查：红细胞 2.54×10^{12}/L（2.54×10^6/mm³），血红蛋白 74g/L，血小板 100×10^9/L（10 万/mm³）；血浆蛋白 50g/L，其中白蛋白 28g/L，球蛋白 22 g/L，血 K^+ 3.5mmol/L，Na^+ 130mmol/L，NPN 71.4mmol/L，（100 mg/dl）。肌酐 1100μmol/L（12.4 mg/dl），血浆 HCO_3^- 11.5 mol/L。病人在住院 5 个月期间内采用抗感染、降血压、利尿、低盐和低蛋白饮食等治疗，病情未见好转。在最后的几天内，血 NPN 150 mmol/L，血压 22.6/14.6kPa（170/110 mmHg）。出现左侧胸痛，可听到心包摩擦音。经常呕吐、呼出气有尿味，精神极差，终于在住院第 164 天出现昏迷，抽搐、呼吸心跳骤停，抢救无效而死亡。

(1) 病史中 3 年前和 1 年前两次发作与本次患病有无关系？试描述从急性到慢性肾功能衰竭整个发病过程的大致情景。

(2) 整个疾病过程中发生了哪些病理生理变化？这些变化是如何引起的？

病例 15

某男，24 岁。患者因 20min 前口服 DDV 15ml 而入院治疗。体检嗜睡状，大汗淋漓，呕吐数次。全身皮肤湿冷，无肌肉震颤。双侧瞳孔直径 2～3mm，对光反射存在。体温、脉搏、呼吸及血压基本正常。双肺呼吸音粗。化验：WBC 14.2×10^9/L，中性 93%，余未见异常。诊断为急性有机磷农药中毒。入院后，用 2% 碳酸氢钠水洗胃，静脉注射阿托品 10mg/次，共 3 次。另静注 654～210mg，解磷定 1g，并给青霉素、庆大霉素及输液治疗之后，瞳孔直径为 5～6mm，心率 72 次/min，律齐，皮肤干燥，颜面潮红。不久痊愈出院。

(1) 对口服有机磷中毒的病人洗胃时应注意那些问题？

(2) 如何正确使用阿托品？

（3）为什么在使用 M 受体阻断剂时，又给予解磷定治疗？

病例 16

某男，19 岁。患者因畏寒、发热、抽搐、急症入院。入院前 2 天，患者突感周身不适，畏寒发热，全身抽搐，咳嗽，咳嗽时感胸痛，吐铁锈样痰。体检：急性重病容，面色苍白，四肢冰冷，昏睡状。咽部充血。右肺呼吸音减弱，有湿性啰音，左肺呼吸音粗糙。心率 116 次/分，律齐。腹软，肝脾未触及。血压 60/40mmHg，体温 40.5℃。化验：WBC 38.4×10^9/L，中性 86%。诊断：大叶性肺炎，中毒性休克。

（1）对该病人应采取那些治疗措施？

（2）用何药抗菌、抗惊厥和抗休克？

（3）说明用药道理和注意事项。

病例 17

患者，男，25 岁，因呕吐、腹泻发热 4 天入院。病人自诉虽口渴厉害但饮水即吐。检查发现：体温 38.2℃，呼吸、脉搏正常，血压 14.7kPa/10.7kPa（110/80mmHg），有烦躁不安，口唇干裂。血清钠 150mmol/L，尿钠 25mmol/L。尿量 700ml/d。立即给予静脉滴注 5% 葡萄糖溶液（300ml/d）和抗生素等。2 天后不见好转，反而面容憔悴，软弱无力，嗜睡，浅表静脉萎缩，脉搏加快，尿量较前更少，血压 9.6/6.7kPa（72/50mmHg）血清钠 122 mmol/L，尿钠 8mmol/L。

（1）该病人治疗前发生了哪种类型脱水？阐述其发生的原因和机制。

（2）为什么该病人治疗后不见好转？说明其理由。应如何正确补液。

（3）阐述该病人治疗前后临床表现与检查结果变化的发生机制。

病例 18

患者，男，59 岁，因肝炎第 3 次发作，黄疸逐渐加深 1 月，神志模糊 2 天入院。患者于 3 年前曾患急性肝炎，1 年前再次发作。1 周前曾在门诊检查，GPT 260 单位。

入院后体检：神志不清，血压 14.7/10.1kPa（110/76mmHg），皮肤、巩膜明显黄染，有肝掌和蜘蛛痣，皮下有多处出血瘀斑，腹壁静脉轻度显露，腹部有移动性浊音。肝上界在第 6 肋间，下缘在肋下 2cm 处，质硬，脾在肋下 2cm 处。

实验室检查：（GPT 56 单位，AKP 20.5 单位，血清总胆红素 318μmol/L，凝血酶原时间 24s，血小板 62×10^9/L，3P 试验（+），血氨 143μmol/L，BUN 3.2μmol/L，A∶G 为 15∶1，尿胆红素（+）。

患者于入院后第 2 天昏迷加深，呕吐咖啡色胃内容物，无尿。第 4 天早晨呼吸、心跳停止，经抢救无效死亡。

（1）该患者肝功能不全发生原因是什么？

（2）归纳分析该患者有哪些功能和代谢变化，并说明其发生机制。

病例 19

某女，53 岁。患者 9 年前开始有发热、双膝关节疼痛、劳动后心悸气短。近 3 年来，患者活动后心慌气短加重，剧烈活动后尤甚，仅能胜任一般轻工作，还经常伴有全身疼痛。当地医院诊断为"风湿性心脏病"。近半年来，病人病情加重，经常心慌、气促、咳嗽、下肢浮肿，有时痰中带血。病人曾在当地医院用青霉素、链霉素、双氢克尿噻、速尿、地高辛治疗，症状有所缓解。近日来，症状较前明显加重，稍动即喘、呼吸困难、不能平卧。颈静脉怒张，肝于肋下4cm，肝颈逆流征（＋）。心率96次/分，心尖部可闻及Ⅱ级收缩期杂音和中度舒张期杂音。二尖瓣面容（两颊紫红，口唇轻度发绀），尿少。当地医院诊断为：风湿性心脏病，二尖瓣狭窄和心衰。用毒毛花苷K和西地兰抢救，并给予双氢克尿噻。3天前因转院，为防止途中劳累症状加重，病人开始口服地高辛2片，每日3次，强的松（泼尼松）5mg，每日3次。昨天，病人感觉心悸、胸闷不适，恶心呕吐2次。今晨，病人继续口服地高辛和强的松1次，恶心呕吐更甚，来院就诊。心电图显示心律不齐，二联律，心率140次/分。诊断：风湿性心脏病（二尖瓣狭窄），心功能不全Ⅱ级，洋地黄中毒。治疗：当日即用利多卡因200mg，静脉点滴，未见效果。加用氢化考的松12.5mg，口服10%枸橼酸钾20ml，5%GS 500ml 内加10% KCl 15ml 静脉点滴。查：血钾3.22mmol/L，血钠90mmol/L。次日，心率仍快，继续补钾。

(1) 诊断洋地黄中毒的依据是什么？应用强的松时应注意什么问题？

(2) 洋地黄中毒时应使用何药对抗？其对抗机制是什么？

(3) 对该病人所患疾病如何继续治疗？可选用那些药物？

病例20

某男，16岁。患者因头痛、呕吐、发热8h入院。病人于今日凌晨4时突然头痛、呕吐、发热，热度未测。头痛先枕后再转移到前额，呕吐呈喷射状，共呕吐了3次，吐出白色黏液。发病前4天曾有腹泻。病人以往健康，周围区域无流脑病史。体检：神志模糊，呈嗜睡状。双侧瞳孔等大，对光反射存在。咽红，扁桃体不大。体温39.5℃。心率92次/min，律齐，无杂音。呼吸音清。腹软，肝脾未触及，胸腹部有散在出血点。四肢轻度发绀。血压110/75mmHg。颈抵抗，克布氏征（－），巴彬斯基征（－）。实验室检查：脑脊液常规，无色微浊，潘氏实验（＋），糖定量<100mg/L，细胞计数1030/mm³。分类：中性90%，单核10%。血常规：WBC 23.8×10⁹/L，中性90%，淋巴8%，单核2%。

诊断：流脑（脑膜炎型）。治疗：10%葡萄糖500ml加氯霉素1.0g，静滴，每日1次；5%葡萄糖500ml加青霉素G钾1000万U，静滴，每日1次；数次抽出脑脊液均呈化脓样改变。脑脊液细菌报告：绿脓杆菌。

诊断：脑手术后合并绿脓杆菌脑膜炎。给患者由静脉先后应用大剂量青霉素、卡那霉素、氯霉素、红霉素、邻氯青霉素、头孢唑啉、头孢噻啶，并同时应用肾上腺皮质激素，均无明显疗效。病人体温持续升高，最高达40.1℃。后停用上述抗生素与激素，改用肌内注射妥布霉素100mg，每日2次；静滴羧苄青霉素3g，每6小时1次；丙磺舒口服，每次0.5g，每日3次。3日后，体温降至正常，头痛好转，呕吐停止，颈项强直消失。

(1) 该病例在选药上存在那些问题？

（2）口服丙磺舒的目的是什么？

（岳鹤声　赵四敏）

病例 21

患者，女，48 岁，3 月前开始感到左眼疼痛，视物模糊，视灯周围有红晕，偶伴有轻度同侧头痛，但症状轻微，常自行缓解。3 天前突然感觉左侧剧烈头痛、眼球胀痛，视力极度下降。在地方医院诊断为左眼急性闭角型青光眼。随嘱用 2% 毛果芸香碱频点左眼，2 小时后自觉头痛、眼胀减轻，视力有所恢复。但 4 小时后患者出现全身不适、流泪、流涎、上腹不适而急诊求治。体查：左眼视力为 0.6，右眼 1.4。左眼睫状充血（＋＋）、瞳孔约 2mm 大小，对光反射较弱。眼压：左眼 26 mmHg，右眼 16 mmHg。前房角镜检左窄Ⅲ，右眼基本正常。

问题：

（1）该患者使用毛果芸香碱滴眼后症状为何能够缓解？

（2）4 小时后患者出现全身不适、出汗、流泪、流涎、心慌、上腹不适原因是什么？

（3）使用毛果芸香碱滴眼时应注意哪些问题？

病例 22

患者，男，40 岁，上腹绞痛，间歇发作多年。入院前患者绞痛发作后有持续性钝痛，疼痛剧烈时放射到右肩部，并有恶心、呕吐和腹泻等症状，经某医院诊断为：胆石症，慢性胆囊炎。患者入院前注射吗啡，但用药后疼痛不止，呕吐更加剧烈，而腹泻得到控制。患者入院后用抗生素控制病情，同时肌内注射哌替啶 50mg、654～2 10mg，每 3h 一次，并行手术治疗。术后患者伤口疼痛，继续肌肉哌替啶、654～2，用法同上。10d 后痊愈出院。出院后仍诉伤口疼痛要求继续注射哌替啶。如果一天不给注射，就出现心悸、四肢冰冷、情绪不安、手脚发麻、气急、说话含糊、甚至乱发脾气，给药后症状缓解。现每天要注射哌替啶 4 次，总量达 300mg，晚上还需加服巴比妥类方能入睡。

讨论：

（1）为什么用吗啡后疼痛不止，呕吐更加剧烈而腹泻得到控制？

（2）病人入院前用吗啡，入院后用哌替啶，为什么？

（3）为什么用哌替啶还要加用 654－2？

（4）患者出院以后为什么一直要用哌替啶？

病例 23

患者，女，36 岁，劳累后心悸、气短三年；咳嗽、下肢浮肿、不能平卧一月，一周前入院。三年前开始劳累后气短、心悸，休息后好转，体力劳动受限。入院前一月症状加重，胸闷、呼吸困难，平卧时明显，坐位减轻，咳嗽，咳痰带血，下肢浮肿。幼时常觉咽痛，20 年前患过"关节炎"，服中药后治愈，入院前未用过"强心苷类"药物。入院体检：体温 37.2℃，呼吸 50 次/min，脉搏 140 次/min，血压 110/80mmHg，半卧位，颈静脉怒张，口唇发绀，二尖瓣面容，心界向左下扩张，心尖部有 4/6 粗糙的吹风样收缩期杂音，中度雷鸣样舒张期杂音，肺动脉瓣第二心音亢进，两肺底可闻湿啰音，肝肿大肋下四指，有压痛，肝颈静脉回流征阳性。诊断：风湿性心脏病，二尖瓣狭窄及闭锁不全合并心力衰竭。

治疗经过：

2008 年 11 月 5 日 半卧位，休息，吸氧，皮下注射 1% 盐酸吗啡 0.5ml，呼吸减慢为 40 次/min，口服地高辛片 0.25mg，每小时一次，双氢氯噻嗪 25mg，每日 3 次。患者晚上有恶心感但未呕吐。

11 月 6 日 尿量 400 ml，呼吸 30 次/min，脉搏 130 次/min，咳嗽减轻。

11 月 7 日 尿量 500 ml，呼吸 30 次/min，脉搏 130 次/min，咳嗽同昨天，地高辛改每天 0.25mg。

11 月 9 日 尿量 800 ml。

11 月 10 日 尿量 1000 ml，体温 37℃，呼吸 26 次/min，脉搏 100 次/min，咳嗽大为减轻，停用双氢氯噻嗪，饮水一杯。可以平卧。

11 月 13 日 尿量 1210 ml，呼吸 23 次/min，脉搏 88 次/min，咳嗽基本停止。

11 月 20 日 尿量 1500 ml，体温 37℃，呼吸 20 次/min，脉搏 80 次/min，不咳嗽，喜饮水，下肢浮肿消失。

11 月 24 日 尿量 1800 ml，脉搏 70 次/min，出现恶心，但没有呕吐。

11 月 25 日 尿量 1400 ml，脉搏 60 次/min，出现恶心、呕吐及多源性室性期前收缩，停用地高辛，静脉滴注 5% 葡萄糖 250 ml 加 10% 氯化钾 7 ml，症状缓解改口服 10% 氯化钾 10 ml，每日 3 次。

11 月 30 日 室性期前收缩消失，停用氯化钾。

12 月 5 日 一切症状消失，出院。

讨论：

（1）病人入院当即吸氧、注射盐酸吗啡的目的是什么？

（2）12 月 5 日病人治疗后出现恶心是什么原因？

（3）停用双氢氯噻嗪后为什么尿量继续增多？

（4）12 月 25 日病人为什么又出现恶心、呕吐及多源性室性期前收缩？

（5）为什么要用氯化钾？

（6）地高辛的应用方法如何？

病例 24

1. 某患者，有类天疱疮反复发作史，近几天来复发，用强的松 10mg，每日 3 次。患者皮肤有一小脓肿未加处理。给药七天后，类天疱疮逐渐得到控制，但十天后出现表情淡漠，面色苍白，四肢厥冷，呼吸浅表，脉搏细弱，出冷汗，血压进行性下降，出现休克症状。

2. 某男，29 岁视神经炎，给糖皮质激素治疗。已停药一月余，因阑尾炎急诊手术，术后突然出现呕吐乏力，腰酸背痛，低血压。

3. 某女，43 岁，系统性红斑狼疮入院，有溃疡史，入院后用强的松 30mg /d，10

天后好转；改为20mg/d。约二周，诉上腹部隐痛，嗳酸，恶心，给西米替丁治疗未见好转，三天后突然出现上腹部剧痛，面色苍白，外科诊断：溃疡穿孔。

4. 某男，46岁，进行性全身浮肿，诊断为慢性肾炎肾病型。入院后高蛋白，无盐饮食，强的松10mg，每日3次，15天后逐渐出现向心性肥胖，皮肤薄，多毛，乏力，尿糖少量，当药物总量达500mg时，出现精神激动、拒食，胡言乱语，当即减量，逐渐停药，加用氯丙嗪治疗10天后恢复。

讨论：

（1）上述病例是否可以用糖皮质激素治疗，为什么？

（2）上述病例用糖皮质激素治疗后均出现严重的不良反应，为什么？

（3）糖皮质激素常见的不良反应有哪些？针对这些不良反应使用时应该注意哪些问题。

（4）试述该如何合理使用糖皮质激素。

病例25

某女，44岁，13年前因心悸、气促、水肿就诊被确诊为风湿性心脏病，二尖瓣狭窄。此后多次复发，均用药物控制，曾多次使用过青霉素，均未出现过敏现象。入院后做青霉素皮试（-），随后注射青霉素120万单位。注射后病人立即出现头晕、面色苍白，呼吸急促，随即昏倒、脉搏消失，心跳停止。诊断：青霉素过敏性休克。

讨论：

（1）目前该病人该如何处理？

（2）皮试（-）后，为何出现青霉素过敏性休克？与医生用药有关系吗？

（3）怎样预防青霉素过敏性休克的发生？

病例26

某男，36岁，3天前畏寒、头痛，全身不适，并出现咳嗽，咳痰，右侧胸痛，呼吸咳嗽时加重。就诊当天咳嗽、胸痛加剧，吐出铁锈样痰。过去无咯血及慢性咳嗽史。体检：体温39℃，心率180次/min。右胸上部叩诊浊音，语颤增强，可闻及管状呼吸音和少量湿啰音。化验：白细胞15.6×10^9/L，中性88%。胸透：右上肺有片状致密阴影。诊断：右上肺炎。治疗：普鲁卡因青霉素80万单位，肌内注射，泼尼松5mg，可待因15mg，每日3次，6天后，患者自觉体温下降，不适感减轻，稍咳，痰液极少。继续用青霉素和泼尼松，剂量用法同前。半月后复诊，体温38.8℃，咳嗽加重，咳出腥臭脓痰，量中等，全身无力，胃纳差。加用青霉素V钾片口服，每日3次；泼尼松5mg，每日3次，5天后复诊，体温39℃，胸痛、咳嗽均加重，胸透：右肺脓疡。

讨论：

（1）患者就医一周后自觉病情明显好转是什么原因？

（2）事实上本病人病情一直在加重，你认为是什么原因？

（3）现在病人的用药需要调整吗？如果需要该如何调整？

（康红钰　刘春杰）